华西医院

住院医师/专科医师规范化培训带教师资

工作指南

——

主编◎赁 可 游 蓁

四川大学出版社
SICHUAN UNIVERSITY PRESS

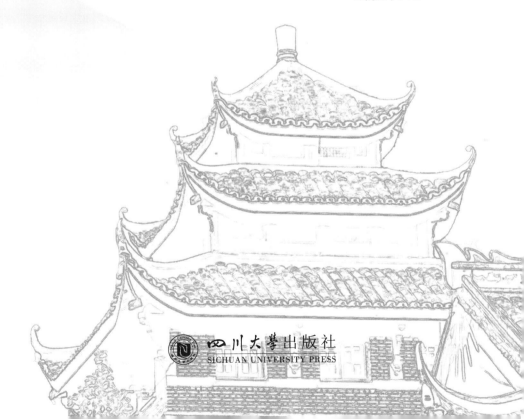

图书在版编目（CIP）数据

华西医院住院医师 / 专科医师规范化培训带教师资工
作指南 / 赁可，游蓁主编 . -- 成都：四川大学出版社，
2025. 3. -- ISBN 978-7-5690-7343-0

Ⅰ . R192.3 G2

中国国家版本馆 CIP 数据核字第 20241L2X13 号

书　　名：华西医院住院医师 / 专科医师规范化培训带教师资工作指南
　　　　　Huaxi Yiyuan Zhuyuan Yishi/Zhuanke Yishi Guifanhua Peixun
　　　　　Daijiao Shizi Gongzuo Zhinan
主　　编：赁　可　游　蓁

选题策划：周　艳
责任编辑：周　艳
责任校对：倪德君
装帧设计：墨创文化
责任印制：李金兰

出版发行：四川大学出版社有限责任公司
　　　　　地址：成都市一环路南一段 24 号（610065）
　　　　　电话：（028）85408311（发行部）、85400276（总编室）
　　　　　电子邮箱：scupress@vip.163.com
　　　　　网址：https://press.scu.edu.cn
印前制作：四川胜翔数码印务设计有限公司
印刷装订：四川省平轩印务有限公司

成品尺寸：170 mm×240 mm
印　　张：6
字　　数：73 千字

版　　次：2025 年 3 月 第 1 版
印　　次：2025 年 3 月 第 1 次印刷
定　　价：58.00 元

扫码获取数字资源

四川大学出版社
微信公众号

本社图书如有印装质量问题，请联系发行部调换

版权所有 ◆ 侵权必究

编委会

主　编：贲可　游蓁

编　者：董强　叶辉　王茹　周培志　邹昌
　　　　沈朝勇　蒲国蓉　张越　付彦　毛模禹

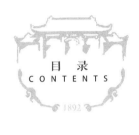

目　录
CONTENTS

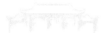

住院医师规范化培训目标

　　根据中国医师协会发布的《住院医师规范化培训内容与标准（2022 年版）》要求，"全面落实立德树人根本任务，培养具有良好职业素养与专业能力，思想、业务、作风三过硬，能独立、规范地承担本专业常见病多发病诊疗工作的临床医师"，结合四川大学华西医院的医院文化，四川大学华西医院对住院医师核心胜任力的要求如下：

培训目标（六项核心胜任力）

1. 职业素养	2. 专业能力	3. 病人管理	4. 沟通合作	5. 教学能力	6. 学习提升
（1）热爱祖国，热爱医学事业，能够践行社会主义核心价值观，自觉实践职业精神和职业规范，增强职业责任感，具有遵纪守法、爱岗敬业、诚实守信、公道办事和无私奉献、富有同情心的职业品格。 （2）医德医风良好，始终把人民群众生命安全和身体健康放在首位，富有责任感。 （3）熟悉医疗体制改革相关的政策、规范及流程，善于发现其中不完善之处，并提出改进意见。	（1）具备基础医学、临床医学、预防医学及人文、法律等相关知识；了解国家医疗卫生服务体系、医学教育体系和医药卫生体制改革的基本情况和最新进展。 （2）规范、有效收集病人的病情信息，并将各类信息整合归纳，提出综合分析依据，掌握诊断方法，提出科学临床判断。 （3）通过完成一定数量的常见病和多发病的诊治与操作训练，掌握本专业要求的临床技能，具备本专业独立行医的能力。	（1）能够结合病人实际情况，为病人提供合理的临床决策，治疗方案选择等，熟悉相关决策的意义、结果，风险等。 （2）能够完成病人外科治疗过程中所有围术期的管理工作，熟悉常见术前准备、术后管理、术后发症中管理、术后处理，并预防处理等管理病人管理工作。 （3）能够具备良好的沟通能力，与病人和家属进行有效的沟通，解释疾病诊断和治疗方案，以便能够获得病人的信任和支持。 （4）需要具备良好的对病人关怀能力，关注病人的身心健康，提供温暖的关怀和支持，以便缓解病人的痛苦和焦虑。	（1）需要具备良好的团队合作能力，与其他医疗专业人员紧密合作，协调各方面资源，共同为病人提供全面的医疗服务。 （2）需要具备良好的沟通技能，与病人和家属进行有效的沟通，解释疾病诊断和治疗方案，与其他医疗专业人员进行有效的沟通，协调医疗服务，确保病人的安全和康复。	（1）能够完成对病人基本的医学教育，相关疾病的科普宣传等。 （2）具有教学意识，了解常用的临床教学方法。参与指导医学生、低年资住院医师及其他医务人员，共同开展医学素养、医学知识与专业技能。	（1）具备持续学习的意识，不断提高自己的专业水平。 （2）应该具备自我学习的能力，能够独立地获取相关医学知识。 （3）参与医学研究，探索新的治疗方法和技术，为病人提供更好的治疗方案。应该关注临床实践中的难点，积极开展研究工作。

外科住院医师规范化培训组织架构及管理体系

一、外科住院医师规范化培训组织架构

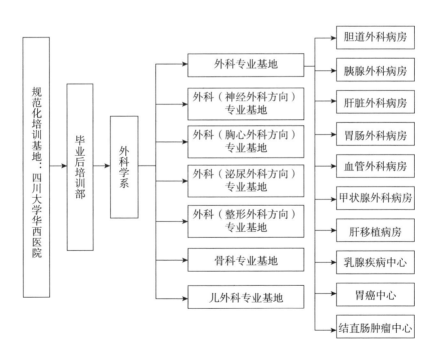

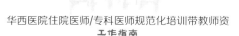

二、外科学系规范化培训管理体系

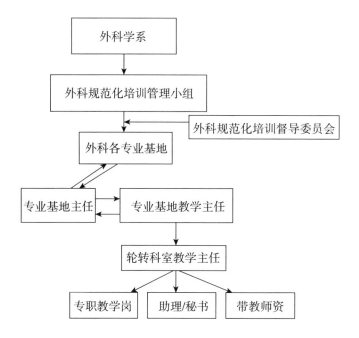

外科实践教学督导条例

为贯彻落实医学生临床实习和住院医师/专科医师规范化培训制度，保证实习/住院医师/专科医师规范化培训等实践教学质量，进一步发挥医院安排的外科二级学科对实习/住院医师/专科医师规范化培训工作督导职能，决定成立外科学系实践教学督导委员会（简称外科教学督导委员会），对实习/规范化培训全过程进行督查和指导，目的是加强各专业基地/临床科室实践教学过程的标准化、精细化管理，提高实践教学质量。现将外科教学督导委员会的有关事项通知如下，请遵照执行。

一、外科教学督导委员会的组织架构

外科教学督导委员会由督导专家组和督导工作组组成，在外科学系的领导下开展工作。外科教学督导委员会主任委员由外科学系主任担任。

1. 督导专家组成员：外科学系管理小组成员、外科各专业基地/轮转科室主任和教学主任、资深外科教学专家。

2. 督导工作组成员：外科学系专职教学岗、教学助理以及各专业基地/轮转科室专职教学岗、教学助理。

二、外科教学督导委员会工作职责

（一）督导专家组工作职责

1. 深刻理解实习/住院医师/专科医师规范化培训等实践教学的目的、意义，熟知国家和地区颁布的有关规范化培训的规章制度。

2. 落实外科学系教学动态管理评估机制，按计划对各专业基地/轮转科室的教学活动（教学查房、病案讨论、小讲课、技能培训、手术直播教学等）进行质量评价。

3. 指导带教师资的遴选、培训，并对其教学能力进行评价。

4. 及时反馈并指导解决督导过程中发现的问题，对外科学系实习/规范化培训全过程管理制度的完善提出建议。

5. 完成上级安排的指令性任务。

（二）督导工作组工作职责

1. 落实实习/规范化培训过程管理的各项规章制度，定期对各专业基地/轮转科室的实习/规范化培训过程管理的各个环节进行督查。

2. 在教学督导专家组的指导下，对实习/规范化培训的教学活动进行质量评价。

3. 协助教学督导专家组成员实施实习/规范化培训教学督导工作。

4. 负责外科学系教学督导工作相关资料的收集整理和归档。

5. 协助外科学系对专业基地/轮转科室进行评估和考核。

6. 完成上级安排的指令性工作。

附:

外科学系

实践教学督导委员会名单（现任）（部分名单）

2024.9

主 任 委 员：赁 可

副主任委员：游 蓁

一、规培督导专家组（15 人）：

1. 外科学系：赁可、黄纪伟、游蓁、唐新。

2. 普外科：雷建勇。

3. 骨科：李箭、闵理、王贝宇。

4. 神经外科：刘翼。

5. 泌尿外科：魏鑫、杨璐。

6. 胸外科：廖虎。

7. 心脏大血管外科：胡佳。

8. 美容整形/烧伤科：陈俊杰。

9. 小儿外科：徐畅。

二、工作组

外科学系：教研室专职教学岗、教学助理、各科室专职教学岗。

外科住院医师规范化培训轮转方案

　　根据中国医师协会发布的《住院医师规范化培训内容与标准（2022 年版）》，结合四川大学华西医院的组织架构和实际运行模式，在广泛征求外科各专科意见的基础上，制订外科住院医师规范化培训轮转方案。

外科住院医师规范化培训内容和标准（2022年版）（普通外科）

单位：月

	普通外科	骨科	泌尿外科	胸心外科	神经外科	麻醉科	SICU	机动	合计
普通外科	16（门诊3，急诊2）	6（门诊1，急诊1）	3	3	2	2	1	3	36

第一阶段：为培训第1年。外科住院医师应根据基地安排进入各业科室进行轮转。

第二阶段：为培训第2、3年。外科住院医师应根据基地安排进入各专业科室至进行轮转。

四川大学华西医院外科住院医师规范化培训轮转方案（2024年版）（普通外科）

单位：月

	普通外科	骨科	泌尿外科	胸外科/心外科	神经外科	麻醉科	SICU	机动	合计
普通外科	胃肠外科2 肝胆胰外科2 甲状腺外科1 乳腺外科1 血管外科1 急诊科3 普通外科4 普通外科2 日间手术1	5	3	1.5＋1.5	2	2	1	3	36

说明：1. 根据四川大学华西医院的运行模式，普通外科、骨科的门诊在轮转期间随带教老师出诊，不安排单独的门诊轮转。

2. 普通外科、骨科的急诊科统一安排，共轮转3月；

3. 普通外科轮转科室可选（七选一）：胃肠外科、肝胆外科、胆道外科、胰腺外科、甲状腺外科、乳腺外科、血管外科；

4. 肝胆胰外科轮转科室可选（三选一）：胆道外科、肝脏外科、胰腺外科。

外科住院医师规范化培训内容和标准（2022 年版）（胸心外科）

单位：月

	普通外科	骨科	泌尿外科	麻醉科	SICU	胸外科	心血管外科	机动	合计
胸心外科	12	3	2	2	2	6	6	3	36

第 1 年：综合临床能力培训。
第 2 年：相关外科专业基础培训。
第 3 年：胸心外科专业强化培训。

四川大学华西医院外科住院医师规范化培训轮转方案（2024 年版）（胸心外科）

单位：月

	普通外科	骨科	泌尿外科	麻醉科	SICU	胸外科	心外科	胸外科/心外科	合计
胸心外科	胃肠外科 3 肝胆胰外科 3 甲状腺外科 1 乳腺外科 1 血管外科 2 日间手术 1 急诊科 1	3	2	2	2	6	6	1.5+1.5	36

注：胸外科/心外科为胸外科 1.5 月、心外科 1.5 月。
说明：1. 根据外科实际需要、安排急诊轮转 1 月，计入普通外科培训时间。
2. 肝胆胰外科轮转科室可选（三选一）：胆道外科、肝脏外科、胰腺外科。

单位：月

外科住院医师规范化培训内容和标准（2022年版）（泌尿外科）

	普通外科	骨科	胸心外科	神经外科	麻醉科	SICU	放射科	泌尿外科	合计（月）
泌尿外科	12（门诊3，急诊2）	4（门诊1，急诊1）	2	1	2	2	1	12（含机动3月）	36

第1年：接受普通外科临床能力的培训。
第2年：接受普通外科之外相关外科的基础培训。
第3年：接受泌尿外科的加强培训。

单位：月

四川大学华西医院外科住院医师规范化培训轮转方案（2024年版）（泌尿外科）

	普通外科	骨科	胸外科	心外科	神经外科	麻醉科	SICU	放射科	急诊	泌尿外科	合计
泌尿外科	胃肠外科3 肝胆胰外科3 甲状腺外科1 乳腺外科1 日间手术1 血管外科1	3	1	1	1	2	2	1	3	12	36

说明：1. 根据四川大学华西医院的运行模式，普通外科、骨科的门诊在轮转期间随带教老师出诊，不安排单独的门诊轮转；
2. 普通外科、骨科的急诊统一安排，轮转3月；
3. 肝胆胰外科轮转科室可选（三选一）：胆道外科，肝脏外科，胰腺外科。

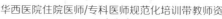
外科住院医师规范化培训内容和标准（2022年版）（神经外科）

单位：月

	普通外科	骨科	胸心外科	泌尿外科	麻醉科	SICU	神经内科	放射科	神经外科（神经学组）	机动	合计
神经外科	6	3	2	1	1	1	3	1	15（外伤、肿瘤、血管、脊柱脊髓、门急诊各3月）	3	36

第一阶段外科基础及神经外科相关专业（18个月）：接受外科基础及神经外科相关专业的临床能力的培训。
第二阶段神经外科（18个月）：接受神经外科的临床能力的培训。

四川大学华西医院外科住院医师规范化培训轮转方案（2024年版）（神经外科）

单位：月

	普通外科	骨科	胸外科	心外科	泌尿外科	麻醉科	SICU	神经内科	放射科	神经外科（神经学组）	神经外科	合计
神经外科	胃肠外科3 血管外科1 肝胆胰外科1 日间手术1	3	1	1	1	1	NICU 1	3	1	1	创伤3 血管3 肿瘤3 脊柱脊髓3 急诊科2 神经外科1 机动3	36

说明：1. 根据四川大学华西医院的运行模式，神经外科的门诊在轮转期间随带教老师出诊，不安排单独的门诊轮转；
2. 根据神经外科专业特点，安排日间手术1月，计入普通外科培训时间；
3. 肝胆胰外科转科室可选（三选一）：胆道外科、肝脏外科、胰腺外科；
4. 神经外科住院医师轮转SICU固定为NICU，更贴合专业培养需求。

外科住院医师规范化培训内容和标准（2022年版）（整形外科）

单位：月

	普通外科	骨科	泌尿外科	胸心外科	神经外科	麻醉科	SICU	整形外科	机动	合计
整形外科	7（门诊1，急诊1）	5（门诊1，急诊1）	2	1	2	2	2	12	3	36

第一阶段：接受普通外科临床能力的培训。
第二阶段：接受普通外科之外相关外科系统的培训。
第三阶段：接受整形外科专业的基础培训。

四川大学华西医院外科住院医师规范化培训轮转方案（2024年版）（整形外科）

单位：月

	普通外科	骨科	急诊科	泌尿外科	胸外科/心外科	神经外科	麻醉科	SICU	整形外科	机动	合计
整形外科	胃肠外科3 甲状腺外科1.5 乳腺外科1.5	4	2	2	0.5+0.5	2	2	2	12	3	36

说明：1. 根据四川大学华西医院的运行模式，普通外科、骨科的门诊在轮转期间随带教老师出诊，不安排单独的门诊轮转；
2. 普通外科、骨科的急诊统一安排，轮转2月。

外科住院医师规范化培训内容和标准（2022 年版）（骨科）

单位：月

	放射影像科	普通外科	胸外科或神经外科	急诊科	麻醉科	SICU	创伤骨科	关节与矫形外科	脊柱外科	运动医学	手外科	骨与软组织肿瘤科	小儿骨科	骨科康复	机动	合计
骨科	3	3	1	1	2	1	5	5	5	2	2	1	1	1	3	36

四川大学华西医院外科住院医师规范化培训轮转方案（2024 年版）（骨科）

单位：月

	放射影像科	普通外科	神经外科	急诊科	麻醉科	SICU	骨科康复	骨科（创伤）	骨科（关节）	骨科（脊柱）	运动医学	手外科	骨软组织肿瘤科	小儿骨科	机动	合计
骨科	3	胃肠外科 1 肝胆胰外科 1 日间手术 1	1	1	2	1	1	创伤 1 组 2 创伤 2 组 3	5	5	2	2	2	1	3	36

说明：1. 因骨科各亚专业均可能涉及周神经病变及疾病，轮转神经外科 1 月。

2. 日间请尽量安排甲状腺组、乳腺组，尽量安排手术室工作学习。

3. 创伤组 1 为创伤（四肢），创伤组 2 为创伤（脊柱/关节/骨肿瘤/运动医学）；创伤组 2 轮转具体安排入科后根据情况决定，一般为脊柱/关节/骨肿瘤 2 月，创伤/运动医学 1 月。

4. 肝胆胰外科轮转科室可选（三选一）：胆道外科、肝脏外科、胰腺外科。

外科住院医师规范化培训内容和标准（2022年版）（小儿外科）

单位：月

	普通外科	急诊外科	骨科	泌尿外科	胸心外科	新生儿外科	肿瘤外科	神经外科	烧伤整形外科	机动	合计
小儿外科	4（包括门诊和日间手术）	4	4	4	4	4	3	3	3	3	36

第一阶段：为培训第1年，住院医师进入普通外科、急诊外科和骨科轮转。
第二阶段：为培训第2、3年。

四川大学华西医院外科住院医师规范化培训轮转方案（2024年版）（小儿外科）

单位：月

	普通外科	急诊科	小儿骨科	泌尿组（小儿外科）	心外科（小儿外科组）	胸心组（小儿外科）	新生儿组（小儿外科）	肿瘤组（小儿外科）	神经外科（小儿外科组）	烧伤整形科（小儿外科组）	机动	合计
小儿外科	小儿普外3 日间手术1（小儿外科）	成人急诊1 急诊组（小儿外科）3	4	4	1	3	4	3	3	3	麻醉科1 ICU1 影像科1	36

说明：根据四川大学华西医院的运行模式，在轮转期间随带带教老师出诊，不安排单独的门诊轮转。

规范化培训专业基地管理办法

专业基地是开展住院医师规范化培训和专科医师规范化培训（以下简称"规培"）工作的基础，其主要任务是落实本专业培训学员的培训计划、实施轮转培训、对培训全过程进行严格质量管理，保证培训质量和培训目标的实现。

为了认真贯彻落实住院医师/专科医师规培制度，做好住院医师/专科医师规培工作，保证培训质量，根据国家有关文件规定及《四川省住院医师规范化培训管理办法》，制定本办法。

一、专业基地的组织架构

1. 科主任担任专业基地主任，全面负责专业基地规培工作，是规培工作的第一责任人。

2. 设置教学主任，负责本专业基地规培的组织实施，是规培过程管理、质量控制的主要责任人。

3. 设置教学助理、教学秘书等教学岗位，协助教学主任落实本专业基地规培工作，负责日常教务、培训资料收集等教辅工作。

4. 成立由科主任为组长、教学主任为副组长的规培教学管理小组，明确工作职责，定期组织带教师资培训、带教质量督查及教学研究工作。

二、专业基地主任职责

1. 深刻理解国家规培制度的目的、意义，熟知国家颁布的各项相关政策。

2. 按照国家、医院的相关政策，制定科室层面的规培管理制度，并监督执行。

3. 主持科室规培教学管理小组活动，定期召开会议，解决规培教学过程中出现的问题。

4. 任职半年内获得省级及以上的规培师资培训合格证书；实质性参加规培教学查房、小讲课等教学活动。

5. 建立有效的师资激励机制，调动教师的积极性；确保规培相关工作绩效分配比例与个人总绩效的占比≥8%。

6. 作为院级规培督导专家库成员，参加医院有关规培的评估、督导工作。

7. 完成上级安排的指令性任务。

三、专业基地教学主任职责

1. 掌握国家和医院相应专业住院医师/专科医师规培标准、培训流程和管理规定，严格按照《住院医师规范化培训管理办法（试行）》要求开展培训、考核及管理工作。

2. 建立并不断完善科室层面各项规培管理制度，落实各种培训档案资料的整理、保管工作。

3. 定期向专业基地主任汇报规培工作，组织规培教学管理小组工作会议议题。

4. 认真执行轮转学员的培训计划，不得随意更改培训计划、培训流程和培训内容。负责培训全过程的质量控制；确保每名带教医师同时带教培训学员不超过 3 名。

5. 落实规培过程管理的各项管理规范，包括入科教育、教学查房、小讲课、疑难疾病和死亡病例讨论、出科考核、转诊会诊、医疗差错防范等教学和诊疗活动。

6. 负责本基地带教师资和住院医师导师的遴选、培训、考核等，保持本基地院级及以上有效师资培训合格率 100%；任职半年内获得省级及以上的规培师资培训合格证书；实质性参加规培教学查房、小讲课等教学活动。

7. 建立本基地规培动态管理评估机制，及时评价培训效果和带教医师的带教质量；积极开展教学研究活动。

8. 掌握学员的培训计划的完成情况，保证专业基地收治的疾病种类、诊治数量、技能操作和手术种类及数量满足各专业培训细则要求。

9. 指导、督促培训学员如实填写培训记录，并认真审核；主导负责对师资负性反馈。

10. 完成上级安排的指令性工作任务。

四、专业基地教学助理/教学秘书职责

1. 在教学主任指导下，做好本基地住院医师/专科医师学员的分组安排、教学安排、考勤及纪律管理等教学管理工作。

2. 组织、落实本基地的教学活动、过程考核、出科考核和定期评估等教学工作，保证教学活动的顺利进行。

3. 做好本基地住院医师/专科医师培训相关资料的收集整理，保证《住院医师管理资料》文件盒的资料齐备。

4. 协助基地主任进行师资和学员管理。

5. 完成上级安排的指令性任务。

五、专业基地的评价

1. 规培过程管理评价。

外科学系组织人员分片对专业基地的日常管理工作进行常态化评价，每个轮转 1 次，全年共 6 次。通过查看相关资料，填写《外科学系规培过程管理督导评分表》，进行评价。评价结果由外科学系存档，并及时反馈专业基地用于改进工作，发现问题及时整改；评价结果也作为专业基地年度考核的主要依据。

2. 规培教学质量评价。

通过定期组织督导专家对教学质量进行督导评价，填写《外科学系规培教学质量督导评分表》。评价结果作为专业基地年度考核的重要依据之一。

3. 培训学员评价。

（1）时间：每个轮转结束前 1 周内进行。

（2）执行人：本轮转的所有培训学员。

（3）评价方式：培训学员如实书面或网络填写《外科学系规培学员带教师资和轮转科室评价表》。

（4）要求：所有培训学员按要求及时填写，填写内容需真实、准确；填写是否及时作为出科考核内容之一。

（5）培训学员评价结果由毕业后培训部收集并反馈外科学系，用于指导科室改进工作，也作为年度专业基地考核的重要依据之一。

六、专业基地的考核

1．时间：年度考核，每年 1 次。

2．考核方式：参照中国医师协会发布的外科专业基地评估指标，采用外科学系制定的《外科学系规培专业基地年度考核评分表》进行考核，考核内容包括外科学系规培过程管理评价、教学质量评价和培训学员评价的结果。

3．考核结果应用。

（1）作为外科学系"住培优秀管理奖"的评选依据。

（2）提供给医院教学管理部门，作为科室年度考核中教学工作考核的考量因素之一。

（3）提供给医院组织、人事部门，作为基地主任/教学主任个人年度考核的因素之一。

（4）对年度考核不合格的专业基地，由外科学系予以警示，约谈专业基地主任/教学主任，限期半年整改，整改期间每月督查。对连续 2 次整改不合格的专业基地，报医院相关部门处理。

七、日常工作流程

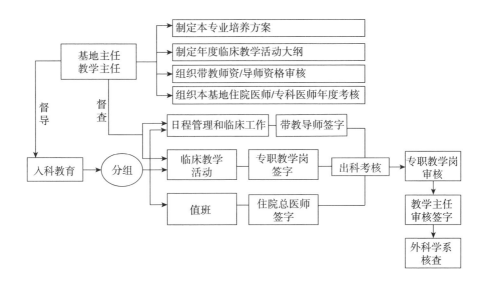

住院医师规范化培训技能操作和手术种类及数量要求

一、普通外科专业

1. 各专业住院医师完成普通外科专业病种和例数要求。

病种和例数要求（普通外科专业）

病　种	各专业住院医师要求最低例数（例）						
	普外	神外	胸心	泌尿	烧伤整形	骨科	儿外
疖和疖病	10	—	3	8	—	2	—
痈	1	—		4	—		—
脓肿	5	—		4	—	—	—
体表软组织感染（包括疖、痈、急性蜂窝织炎、丹毒、静脉炎、急性淋巴管炎、淋巴结炎、脓肿）	—	5	—	—	10	—	—
急性蜂窝织炎	5	—	—	4	—	2	—
丹毒	—	—	—	—	—	1	—
急性淋巴管炎、淋巴结炎	5	—	—	4	—		—
静脉炎	3	—	—	2	—	—	—
急性阑尾炎	5	—	5	4	—	5	—

病　种	各专业住院医师要求最低例数（例）						
	普外	神外	胸心	泌尿	烧伤整形	骨科	儿外
甲状腺癌	—	—	—	—	8	—	—
甲状腺瘤或结节性甲状腺肿	5	—	5	4		1	—
乳腺癌	5	—	—	4		1	—
乳腺炎	—	—	—	—		—	—
急性乳腺炎	1	—	1	1	8	2	—
乳腺增生	5	—	—	4		—	—
乳腺肿瘤	—	—	5	—		—	—
胃肠肿瘤	5	—	5	4	5	1	—
破伤风	—	—	—	1		—	—
全身急性化脓性感染	2	5	—	2	5	—	—
腹股沟斜疝	—	—	—	—	—	—	10
肛瘘	—	—	—	—	—	—	2
门静脉高压	—	—	—	2	—	—	—
胆道肿瘤	—	—	—	2	—	—	—
急性胰腺炎	—	—	—	2	—	—	—
肛瘘、肛乳头炎、肛门周围感染	5	—	—	4	—	1	—
内、外痔	10	—	—	7	—	1	—
体表肿瘤	20	10	10	15	20	3	—
腹外疝	5	4	5	4	5	1	—
胆囊结石	5	—	5	4	—	2	—
肠梗阻	5	—	3	4	—	2	—
急腹症（阑尾炎、肠梗阻、溃疡病穿孔、腹部外伤、消化道出血等）	—	10	—	—	10	—	—

病　种	各专业住院医师要求最低例数（例）						
	普外	神外	胸心	泌尿	烧伤整形	骨科	儿外
肝胆胰肿瘤	—	—	3	—	—	—	—
甲状舌管囊肿与瘘	—	—	—	—	—	—	2
腮源性囊肿与瘘	—	—	—	—	—	—	2
先天性巨结肠	—	—	—	—	—	—	2
直肠及结肠息肉	—	—	—	—	—	—	2
便秘	—	—	—	—	—	—	2
肛门失禁	—	—	—	—	—	—	1
肠息肉	—	—	—	—	—	—	2
小儿门静脉高压症	—	—	—	—	—	—	1
肠系膜囊肿	—	—	—	—	—	—	1
大网膜囊肿	—	—	—	—	—	—	1
病理性脾切除	—	—	—	—	—	—	1
先天性胆总管囊肿	—	—	—	—	—	—	2
卵黄管发育异常：脐茸、脐窦、脐肠瘘、卵黄管囊肿、梅克尔憩室等	—	—	—	—	—	—	1
痔或其他肛门疾病	—	—	3	—	—	—	—
大隐静脉曲张	—	—	—	8	—	—	—
肝脏肿瘤	—	—	—	4	—	—	—
胰腺肿瘤	—	—	—	4	—	—	—

2. 各专业住院医师作为助手参加普通外科专业手术种类和例数要求。

参加手术种类和例数要求（普通外科专业）

手术或操作技术名称	各专业住院医师要求最低例数（例）				
	普外	胸心	泌尿	烧伤整形	骨科
肝脏肿瘤切除术	—	—	2	—	—
大隐静脉切除术	—	—	2	—	—
胰腺肿瘤切除术	—	—	2	—	—
甲亢或甲状腺癌或双侧甲状腺次全切除术	10	—	7	—	2
乳腺癌改良根治术或根治术	5	5	4	5	2
胃大部切除术	5	2	4	3	—
胆总管探查、胆管空肠吻合术	2	2	2	—	1
结肠切除术	5	3	4	2	2
胆囊切除术	10	5	7	—	3
肠梗阻、肠切除吻合术	2	2	2	2	1
肝脏、胰腺肿瘤切除术	—	2	—	—	—
甲状腺切除术	—	5	—	—	—
甲状腺手术	—	—	—	4	—
胃切除相关手术	—	—	—	—	1

3. 各专业住院医师在上级医师指导下独立完成普通外科专业手术或操作技术。

手术或操作技术要求（普通外科专业）

手术或操作技术名称	各专业住院医师要求最低例数（例）						
	普外	神外	胸心	泌尿	烧伤整形	骨科	儿外
疝修补术	5	2	2	4	2	1	—

续表

手术或操作技术名称	各专业住院医师要求最低例数（例）						
	普外	神外	胸心	泌尿	烧伤整形	骨科	儿外
体表肿物活检	5	—	5	4	5	1	—
阑尾切除术	5	3	3	4	3	2	—
甲状腺手术	5	—	3	4	—	1	—
手术开、关腹操作	—	5	—	—	—	—	—
脓肿切开引流术	—	—	—	—	2	—	—
切开分离止血缝合操作	—	—	—	—	—	—	10
脐窦切除术	—	—	—	—	—	—	1
腹股沟疝疝囊高位结扎	—	—	—	—	—	—	5
腹白线疝手术	—	—	—	—	—	—	1
肛瘘挂线术	—	—	—	—	—	—	1
肠息肉切除	—	—	—	—	—	—	1
体表肿物切除术	—	5	—	—	—	—	—

二、骨科专业

1. 各专业住院医师完成骨科专业病种和例数要求。

病种和例数要求（骨科专业）

病　　种	各专业住院医师要求最低例数（例）					
	普外	神外	胸心	泌尿	烧伤整形	儿外
常见部位骨折	10	5	5	8	10	—
运动系统慢性损伤	5	4	3	4	4	—
颈椎病	5	4	3	4	4	—

续表

病　种	各专业住院医师要求最低例数（例）					
	普外	神外	胸心	泌尿	烧伤整形	儿外
骨肿瘤	2	1	2	2	2	—
常见部位关节脱位	10	—	5	8	8	—
腰椎间盘突出症/椎管狭窄	2	4	2	2	2	—
骨与关节感染	5	2	—	4	5	—
关节置换术	—	—	—	—	2	—
手外伤	—	—	—	—	5	—
先天性肌性斜颈	—	—	—	—	—	2
狭窄性腱鞘炎	—	—	—	—	—	2
腱鞘炎	—	—	—	4	—	—
半月板损伤	—	—	—	4	—	—
桡骨小头半脱位	—	—	—	—	—	5
急性、慢性血源性骨髓炎	—	—	—	—	—	1
急性化脓性关节炎	—	—	—	—	—	1
寰、枢椎半脱位	—	—	—	—	—	1
脊柱侧凸及后凸	—	—	—	—	—	2
四肢及锁骨骨折	—	—	—	—	—	5
发育性髋关节脱位	—	—	—	—	—	2
先天性马蹄内翻足	—	—	—	—	—	2
膝内翻和膝外翻	—	—	—	—	—	1
多指或并指畸形	—	—	—	—	—	1
大脑性瘫痪后遗症	—	—	—	—	—	1
肢体不等长	—	—	—	—	—	1
先天性胫骨假关节	—	—	—	—	—	1
骨软骨瘤	—	—	—	—	—	1
病理性骨折	—	—	—	—	—	1

2. 各专业住院医师作为助手参加骨科专业手术种类和例数要求。

参加手术种类和例数要求（骨科专业）

手术或操作技术名称	各专业住院医师要求最低例数（例）				
	普外	神外	胸心	泌尿	烧伤整形
手外伤的清创、缝合，皮肤缺损的修复及肌腱吻合术	5	—	—	4	5
开放性骨折的清创、切开复位内固定术	5	—	2	4	5
腰椎或颈椎手术	3	3	2	3	3
人工关节置换术	2	—	2	2	2
四肢常见的骨及软组织肿瘤手术	2	—	—	2	2
外伤的清创、缝合，皮肤缺损的修复及肌腱吻合	—	—	2	—	—
常见的骨及软组织肿瘤手术	—	—	2	—	—
四肢外伤的清创、缝合	—	5	—	—	—
骨折的切开复位内固定	—	3	—	—	—
人工关节置换/四肢常见的骨及软组织肿瘤手术	—	2	—	—	—

3. 各专业住院医师在上级医师指导下独立完成骨科专业手术或操作技术。

手术或操作技术要求（骨科专业）

手术或操作技术名称	各专业住院医师要求最低例数（例）					
	普外	神外	胸心	泌尿	烧伤整形	儿外
常见部位骨折的手法复位，夹板/支具、石膏外固定	10	5	5	8	10	3

续表

手术或操作技术名称	各专业住院医师要求最低例数（例）					
	普外	神外	胸心	泌尿	烧伤整形	儿外
常见部位关节脱位的手法复位	5	2	1	4	5	—
常见部位的骨牵引	5	1	—	4	5	2
手外伤的清创、缝合，皮肤缺损的修复	—	—	—	—	10	—
狭窄性腱鞘炎松解术	—	—	—	—	—	2
胸锁乳突肌切断术	—	—	—	—	—	2
赘生指切除术	—	—	—	—	—	2
血源性骨髓炎切开引流术	—	—	—	—	—	1
关节镜检查和治疗	—	—	—	2	—	—

三、泌尿外科专业

1. 各专业住院医师完成泌尿外科专业病种和例数要求。

病种和例数要求（泌尿外科专业）

病　种	各专业住院医师要求最低例数（例）					
	普外	神外	胸心	泌尿	烧伤整形	儿外
泌尿生殖系炎症	10	5	—	—	8	—
前列腺增生症	5	3	5	15	4	—
精索静脉曲张	2	2	1	3	2	1
膀胱癌	4	2	2	15	4	—
前列腺癌	1	1	1	9	1	—
睾丸鞘膜积液	1	1	1	—	1	3

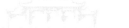

续表

病　　种	各专业住院医师要求最低例数（例）					
	普外	神外	胸心	泌尿	烧伤整形	儿外
隐睾	1	—	—	—	1	3
尿路结石	6	4	3	18	6	—
肾肿瘤	2	2	2	—	2	—
肾上腺肿瘤	—	—	—	3	—	—
包皮过长/包茎	—	1	—	15	5	—
肾肿瘤及囊肿	—	—	—	15	—	—
隐睾或睾丸鞘膜积液	—	—	—	3	—	—
肾盂癌或输尿管癌	—	—	—	3	—	—
前列腺肥大	—	—	—	—	4	—
尿道下裂	—	—	—	5	2	5
尿道狭窄	—	—	—	2	4	1
包茎	—	—	—	—	—	3
隐匿阴茎	—	—	—	—	—	1
先天性肾积水	—	—	—	—	—	2
泌尿生殖系统炎症及创伤	—	—	5	30	—	—
膀胱输尿管反流	—	—	—	—	—	1
后尿道瓣膜症	—	—	—	—	—	1
前尿道瓣膜及憩室	—	—	—	—	—	1
肾、输尿管重复畸形	—	—	—	—	—	1
输尿管开口异位	—	—	—	—	—	1
先天性巨输尿管	—	—	—	—	—	1

续表

病　　种	各专业住院医师要求最低例数（例）					
	普外	神外	胸心	泌尿	烧伤整形	儿外
阴囊急症	—	—	—	—	—	2
泌尿生殖系肿瘤	—	—	—	—	—	2
性别发育异常	—	—	—	—	—	1
泌尿生殖系损伤	—	—	—	—	—	1
尿道上裂、膀胱外翻	—	—	—	—	—	1
压力性尿失禁	—	—	—	8	—	—

2. 各专业住院医师作为助手参加泌尿外科专业手术种类和例数要求。

参加手术种类和例数要求（泌尿外科专业）

手术或操作技术名称	各专业住院医师要求最低例数（例）				
	普外	神外	胸心	泌尿	烧伤整形
睾丸切除术	1	—	—	—	1
膀胱肿瘤手术	1	1	—	—	—
肾切除术	3	2	2	—	3
输尿管结石的手术治疗	2	1	—	—	—
前列腺增生手术	2	1	—	—	—
尿道狭窄手术	1	—	—	—	—
泌尿生殖系成形术	1	—	—	—	1
腔镜泌尿外科手术	3	2	3	—	3
膀胱部分切除术	—	—	1	—	1

续表

手术或操作技术名称	各专业住院医师要求最低例数（例）				
	普外	神外	胸心	泌尿	烧伤整形
输尿管切开取石术	—	—	1	—	2
耻骨上经膀胱前列腺摘除术	—	—	—	—	2
腹腔镜或开放肾切除术及肾部分切除术或肾上腺肿瘤切除术	—	—	—	15	—
腹腔镜或开放肾输尿管全长切除术	—	—	—	3	—
经皮肾镜碎石术	—	—	—	6	—
输尿管镜检查或碎石术（输导管镜或体外冲击波碎石术）	—	—	—	6	—
经尿道前列腺电切术或前列腺激光手术	—	—	—	12	—
经尿道膀胱肿瘤电切术	—	—	—	15	—
膀胱全切、尿流改道术或前列腺癌根治术	—	—	—	3	—
泌尿生殖系成形术及泌尿生殖系创伤修复术	—	—	—	6	—
睾丸切除术或包皮环切术	—	—	—	9	—
包皮环切术	—	—	2	—	—
前列腺切除术	—	—	2	—	—
睾丸鞘膜翻转术	—	—	1	—	—
腹腔镜肾囊肿去顶术、精索静脉高位结扎术、睾丸鞘膜翻转术或膀胱造瘘术	—	—	—	12	—
尿道下裂修补术	—	—	—	—	2

3. 各专业住院医师在上级医师指导下独立完成泌尿外科专业手术或操作技术要求。

手术或操作技术要求（泌尿外科专业）

手术或操作技术名称	各专业住院医师要求最低例数（例）					
	普外	神外	胸心	泌尿	烧伤整形	儿外
膀胱造瘘术	1	1	1	—	1	1
精索静脉高位结扎术	1	1	1	—	—	1
睾丸鞘膜翻转术	1	—	—	—	—	1
睾丸鞘膜翻转术/包皮环切术	—	2	—	—	—	—
直肠指诊	—	—	3	15	—	—
导尿术（男性和女性）	—	—	6	15	10	—
包皮环切术	—	—	—	6	3	3
腹腔镜囊肿去顶术、腹腔镜精索静脉高位结扎术、睾丸鞘膜翻转术、睾丸切除术或膀胱造瘘术	—	—	—	9	—	—
尿道扩张术	—	—	—	—	3	—
睾丸固定术	—	—	—	—	—	3
鞘状突高位结扎	—	—	—	—	—	3
输尿管软镜检查或碎石术	—	—	—	4	—	—
无张力阴道吊带手术	—	—	—	2	—	—
尿道狭窄切开术	—	—	—	2	—	—
输尿管切开取石术	—	—	—	2	—	—

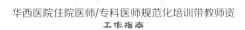

四、胸心外科专业

1. 各专业住院医师完成胸外科和心血管外科专业病种和例数要求。

病种和例数要求（胸外科和心血管外科专业）

病　种	各专业住院医师要求最低例数（例）						
	普外	神外	胸心	泌尿	烧伤整形	骨科	儿外
食管贲门癌	2	2	—	2	1	—	—
胸部外伤、血胸、气胸	2	2	—	2	2	2	—
常见先天性心脏病	2	2	—	2	1	—	5
其他心血管外科疾病	1	1	5	1	1	—	—
肺癌	2	2	20	2	2	3	—
其他普胸病种	3	3	10	3	1	—	—
瓣膜疾病	2	2	5	2	—	—	—
纵隔肿物：肿瘤与囊肿	—	—	—	—	—	—	1
纵隔肿瘤	—	—	6	—	—	—	—
食管良性疾病	—	—	1	—	—	—	—
支气管扩张症	—	—	3	—	—	—	—
胸壁疾病	—	—	3	—	—	—	—
胸部外伤	—	—	5	—	—	—	—
气管疾病	—	—	1	—	—	—	—
冠心病	—	—	5	—	—	—	—
漏斗胸	—	—	—	—	—	—	2
鸡胸	—	—	—	—	—	—	1
先天性膈疝：胸腹裂孔疝、胸骨后疝、食管裂孔疝	—	—	—	—	—	—	1

病　　种	各专业住院医师要求最低例数（例）						
	普外	神外	胸心	泌尿	烧伤整形	骨科	儿外
先天性心脏病	—	—	5	—	—	—	—
食管癌及胃食管交界部癌	—	—	5	—	—	—	—
自发性气胸/肺大疱	—	—	5	—	—	—	—
先天性膈膨升	—	—	—	—	—	—	1
先天性肺囊性变	—	—	—	—	—	—	1
隔离肺	—	—	—	—	—	—	1
脓胸	—	—	—	—	—	—	1
化脓性心包炎	—	—	—	—	—	—	1
主动脉瘤	—	2	—	2	—	—	—
胸腺肿瘤	—	5	—	5	—	—	—

2. 各专业住院医师作为助手参加胸外科和心血管外科专业手术要求。

参加手术种类和例数要求（胸外科和心血管外科专业）

手术或操作技术名称	各专业住院医师要求最低例数（例）				
	普外	神外	胸心	泌尿	烧伤整形
食管、贲门癌手术	2	2	—	2	1
先天性心脏病手术	2	2	5	2	1
肺叶切除术	2	2	10	2	2
肺楔形切除术	—	—	10	—	—
肺大疱切除术	—	—	5	—	—
纵隔肿瘤切除术	—	—	3	—	—
其他普胸外科手术	—	—	10	—	—

续表

手术或操作技术名称	各专业住院医师要求最低例数（例）				
	普外	神外	胸心	泌尿	烧伤整形
其他心脏手术	2	2	—	2	1
人工血管置换术	—	1	—	1	—
冠状动脉搭桥术	—	2	5	2	—
食管手术	—	—	—	5	—
其他心血管手术	—	—	—	4	—
瓣膜手术	—	—	5	—	—

3. 各专业住院医师在上级医师指导下完成胸外科和心血管外科专业手术或操作技术要求。

手术或操作技术要求（胸外科和心血管外科专业）

手术或操作技术名称	各专业住院医师要求最低例数（例）						
	普外	神外	胸心	泌尿	烧伤整形	儿外	骨科
胸腔穿刺术	2	2	2	2	2	—	2
开胸术	3	2	—	2	2	—	1
胸腔闭式引流术	3	3	10	3	3	3	2
开胸术、关胸术或胸腔镜探查术	—	—	10	—	—	3	—
气管镜检查术	—	—	2	—	—	—	—
漏斗胸内固定物取出术	—	—	—	—	—	3	—
心包纵隔引流	—	—	—	—	—	2	—
独立开胸、关胸	—	—	—	—	—	3	—
心包穿刺术	—	—	2	—	—	—	—
正中开胸术	—	—	10	—	—	—	—
体外循环	—	—	5	—	—	—	—

五、神经外科专业

1. 各专业住院医师完成神经外科专业病种和例数要求。

病种和例数要求（神经外科专业）

病　　种	各专业住院医师要求最低例数（例）				
	普外	泌尿	烧伤整形	骨科	儿外
颅脑损伤/创伤	2	2	2	2	2
脑血管病	1	1	1	1	—
神经肿瘤	1	1	1	1	—
脊髓、脊柱病变	1	1	1	1	—
脊膜膨出及脊髓脊膜膨出	—	—	—	—	2
脑膜膨出及脑膜脑膨出	—	—	—	—	1
脑积水	—	—	—	—	2
脊髓栓系综合征	—	—	—	—	1
颅内出血	—	—	—	—	2
颅内占位病变	—	—	—	—	1
脊髓肿瘤	—	—	—	—	1
脊髓外伤	—	—	—	—	1
脊髓纵裂	—	—	—	—	1

2. 各专业住院医师作为助手参加神经外科专业手术种类和例数要求。

参加手术种类和例数要求（神经外科专业）

手术或操作技术名称	各专业住院医师要求最低例数（例）			
	普外	泌尿	烧伤整形	骨科
开颅手术	3	2	—	2
脑室穿刺术	2	2	—	1
脑颅创伤手术	—	—	2	—
脑肿瘤手术	—	—	1	—

3. 各专业住院医师在上级医师指导下完成神经外科专业手术或操作技术要求。

手术或操作技术要求（神经外科专业）

手术或操作技术名称	各专业住院医师要求最低例数（例）				
	普外	泌尿	烧伤整形	骨科	儿外
头皮损伤手术	3	3	—	2	—
腰椎穿刺术	3	3	2	1	—
头皮清创缝合	—	—	2	—	—
硬膜下腔穿刺及引流术	—	—	—	—	1
侧脑室穿刺及引流术	—	—	—	—	1

六、整形外科专业

1. 各专业住院医师完成整形外科专业病种要求。

病种和例数要求（整形外科专业）

病　　种	各专业住院医师要求最低例数（例）	
	烧伤整形	儿外
面部瘢痕畸形	5	—
颈部瘢痕畸形	5	—
瘢痕性秃发	5	—
四肢、关节瘢痕畸形	5	—
手瘢痕畸形	5	—
瘢痕疙瘩	10	—
皮肤基底细胞癌	5	—
黑色素瘤	2	—
皮肤隆突性纤维肉瘤	2	—
神经纤维瘤	3	—
血管瘤与血管畸形	5	—
上睑下垂	3	—
慢性创面	5	—
先天性多指、并指畸形	5	—
乳房畸形	3	—
会阴畸形	2	—
体表良性肿瘤和色素痣	10	—
皮肤鳞状细胞癌	5	—

续表

病　种	各专业住院医师要求最低例数（例）	
	烧伤整形	儿外
先天性耳廓畸形	5	—
先天性唇、腭裂畸形或继发畸形	5	—
软组织创伤	10	—
美容（单睑、低鼻、眼袋、皮肤老化、脂肪堆积等）	50	—
火焰烧伤	—	1
热水烫伤	—	2
化学烧伤	—	1
电击伤	—	1
体表血管瘤	—	2
体表肿瘤	—	2
多指畸形	—	1
瘢痕挛缩	—	1

2. 各专业住院医师参加整形外科专业手术要求。

手术种类和例数要求（整形外科专业）

手术或操作技术名称	各专业住院医师要求最低例数（例）
	烧伤整形
美容外科手术	50
体表器官再造术	5
轴型皮瓣转移术	20
游离皮瓣移植术	2

3. 各专业住院医师在上级医师指导下完成整形外科专业手术或操作技术要求。

手术或操作技术要求（整形外科专业）

手术或操作技术名称	各专业住院医师要求最低例数（例）	
	烧伤整形	儿外
瘢痕切除缝合术	20	—
体表肿物切除术	20	3
皮肤移植术	10	—
任意皮瓣转移术	10	—
扩张器植入术	10	—
烧伤切痂植皮术	—	1
多指切除术	—	2
烧伤后瘢痕挛缩的简单整形术	—	2

四川大学华西医院外科类住院医师/专科医师培训过程管理规范

住院医师规范化培训、专科医师规范化培训（住培/专培）的过程内容包括：入专业基地教育/入科教育、考勤制度、临床轮转、教学查房、小讲课、病案讨论、技能培训、出科考核、轮转记录填写及审核确认等环节。规范化实施培训是全面落实培训标准和内容，确保住培/专培质量的重要步骤，必须加强培训过程的规范化管理。

根据国家、省、医院制定的相关培训规章制度，对标中国医师协会颁发的《住院医师规范化培训教学活动指南（2022年版）》，结合国家住培基地现场评估及院内自查发现的各轮转科室在培训过程管理中的问题，特制定本规范以加强对培训过程的精细化、标准化管理。

一、入专业基地教育/入科教育

1. 时间：培训学员入科当日进行。
2. 主讲人：轮转科室教学主任，专职教学岗教师协助。
3. 内容：
1) 科室概况、有关管理制度及注意事项；

2）考勤制度，请假、销假制度；

3）培养计划与要求，教学活动安排；

4）理论学习指导；

5）医德医风、医患沟通、团队合作、人文关怀；

6）考核方式和内容（技能考核、过程考核、出科考核）；

7）轮转记录填报及审核。

4. 要求：

1）入科教育内容制成 PPT 宣讲；

2）入科教育时，填写《外科学系规培教学活动记录表》，参加者签到，现场拍照；

3）各轮转科室根据本学科的共性特点组织入科教育。

二、考勤制度

1. 时间：每天进行。

2. 执行人：住院总医师、医疗组长、专职教学岗教师。

3. 要求：

1）设立学员签到本，培训学员每工作日晨交班时签到。

2）早上查房时，医疗组长查看培训学员是否在岗；如学员未到，需立即联系学员查明原因；如系无故缺席或无法联系，需立即报告教学主任、专职教学岗教师，由科室报外科学系。

3）专职教学岗教师每天检查学员签到情况，教学主任每周至少检查 1 次，并审核签字。

4）非工作日按科室及医疗组临床工作安排进行考勤，由科室住院总医师完成。

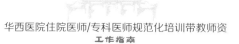

三、临床轮转安排

1. 时间：培训学员入科前或入科当日。

2. 执行人：住院总医师、专职教学岗教师。

3. 要求：

1）学员转科前 1 周内，可在启德规培管理系统中查询报到学员信息，了解下一轮轮转学员的名单，并与学员电话联系。

2）转科当日，按轮转安排表核实应到学员到岗情况。如有学员未到，立即联系学员了解未到原因，并报告外科学系。

3）根据学员层级，分配学员到相应医疗组。

4）严格按轮转计划轮转，如学员因故需调整轮转方案，需提出书面申请，由外科学系审批。严禁擅自更改轮转计划。

5）轮转科室和带教老师需督导学员按计划轮转，不得以任何理由干扰学员轮转。

6）带教老师不得以任何原因限制学员参加小讲课、教学查房、临床技能培训等教学活动，如确有特殊情况需提出申请，由教学主任批准请假。

7）教学主任检查临床轮转安排，并确保学员轮转计划实施。

四、教学查房

1. 时间：每两周一次。

2. 参加人：在科室轮转的全部培训学员；鼓励青年教师观摩学习。

3. 查房师资：担任教学查房的教师必须具有有效的、省级以上的规培师资培训合格证书，其中副高以上职称的教师需占60％以上，科室主任、教学主任必须担任教学查房教师。

4. 查房内容和计划：需根据《住院医师规范化培训内容与标准（2022 年版）》《住院医师规范化培训结业理论考核大纲》及住院医师规培临床实践技能的要求，结合轮转科室病人病种收治情况、学员的层级确定教学查房内容，制订查房计划。

查房计划需覆盖本专业常见病、多发病及临床诊疗中需掌握的理论及实践知识。

制订查房计划时，按每个轮转时间 2 月、8 周计算，每个轮转需安排教学查房 4 次，可全年 6 轮循环，安排查房教师时应注意覆盖所有师资。

查房时间宜安排在工作日一个固定时间，每次查房时长45－60 分钟（1 学时）。

5. 查房流程：按照标准教学查房流程，参阅《住院医师规范化培训教学活动指南（2021 年版)》。

6. 要求：

1）教学查房宜由轮转科室组织，也可按轮转学科跨科室组织。

2）如不同层级的学员较多，可制订分层级的教学查房计划；专培学员的教学查房不能与住院医师或其他培训学员混同，必须单独组织。

3）教学查房计划应经科室规培教学管理小组审定确认，并在科室信息栏公布，便于教师和学员了解查房内容和时间。

4）查房前，查房教师应参考《住院医师规范化培训教学活动指南（2021 年版）》，做好查房准备工作；专职教学岗教师、教学助理提前通知查房教师和学员，协助查房教师做好准备工作，比如提前联系病人、安排讨论场地、准备病人资料、安排学员汇报和提问等。

5）查房时填写《外科学系规培教学活动记录表》，参加者签到，现场拍照，留存住院医师反馈表。

五、小讲课

1. 时间：每周一次。

2. 参加人：在科室轮转的全部培训学员；鼓励青年教师观摩学习。

3. 讲课教师：担任小讲课的教师必须具有有效的规培师资培训合格证书，其中副高以上职称的教师需占 40％以上。

4. 讲课内容和计划：按照国家颁发的《住院医师规范化培训内容与标准（2022 年版)》，根据科室病人病种收治情况，提前确定讲课题目、制订小讲课计划。

制订小讲课计划时，按每个轮转时间 2 月、8 周计算，每个轮转需安排小讲课 4 次，可全年 6 轮循环，安排讲课教师时应注意覆盖所有师资。

小讲课题目的选择要从培训学员的角度考虑，应选择培训大纲要求的、学员轮转过程中可应用的题目，尽量避免题目"过大、过广、过深"，使学员真正"学有所获"；其内容必须要和本科生教学有区分度。为了达到上述要求，小讲课题目需经科室规培教学管理小组讨论后确定。

小讲课时间宜安排在工作日的一个固定时间，每次时长45－60分钟（1学时）。

5. 要求：

1）小讲课宜由轮转科室组织，也可按轮转学科跨科室组织。

2）小讲课可针对不同培训层级的学员组织；专培学员的小讲课不能与住院医师或其他培训学员混同，必须单独组织。

3）小讲课计划应在科室信息栏公布，便于教师和学员了解讲课内容和时间。

4）小讲课前，教师应认真备课，书写讲课教案，准备讲课PPT；专职教学岗教师或教学助理应提前通知讲课教师和学员，安排好场地和讲课设备，协助教师做好准备工作。

5）小讲课结束时，需针对讲授内容组织提问或测验。

6）讲课时填写《外科学系规培教学活动记录表》，参加者签到，现场拍照，留存住院医师反馈表。

六、病案讨论

1. 时间：每两周一次。

2. 参加人：在科室轮转的全部培训学员；鼓励青年教师观摩学习。

3. 指导医师：指导病案讨论的教师必须具有有效的规培师资培训合格证书，其中副高以上职称的教师需占40％以上。

4. 病案讨论计划：按照国家颁发的《住院医师规范化培训内容与标准（2022年版）》，根据科室病人病种收治情况，提前确定讨论病案、制订病案讨论计划。

制订病案讨论计划时，按每个轮转时间 2 月、8 周计算，每个轮转需安排病案讨论 4 次，可全年 6 轮循环，安排指导医师时应注意覆盖所有师资。

病案讨论案例的选择要从培训学员的角度考虑，讨论案例内容必须与学员的实际临床能力相适应，应选择培训大纲要求的、有学习价值的、学员能够理解并可能获益的病案，以常见病、多发病为主，尽量避免过于复杂的案例，使学员真正"学有所获"。为了达到上述要求，病案讨论案例需经科室规培教学管理小组讨论后确定。

病案讨论时间需安排在工作日的一个固定时间，每次时长45－60 分钟（1 学时）。

5. 要求：

1）病案讨论宜由轮转科室组织，也可按轮转学科跨科室组织。

2）特别提醒：病案讨论属于教学活动，不能以临床工作中的疑难病例讨论代替培训学员学习的病案讨论。

3）科室平时应注意收集有讨论价值的病案，病种应涵盖相关亚专业常见病、多发病，病例应较典型，适合作为教学。每次讨论后的病案，要按照统一格式制成教学经典病案，纳入病案讨论库。

4）专培学员的病案讨论不能与住院医师或其他培训学员混同，必须单独组织。

5）病案讨论计划应在科室信息栏公布，便于教师和学员了解讨论时间和内容。

6）病案讨论前，主持教师应认真备课，应准备讲课 PPT；

教学助理应提前通知主持教师和学员，安排好场地和讲课设备，协助教师做好准备工作。

7）讲课时填写《外科学系规培教学活动记录表》，参加者签到，现场拍照，留存住院医师反馈表。

七、技能培训

1. 次数：根据实际需要确定。

2. 参加人：在科室轮转的全部培训学员；鼓励青年教师参加。

3. 培训教师：主持技能培训的教师必须具有有效的规培师资培训合格证书，经过有关技能的培训并获得合格证书，熟练掌握所培训的技能。

4. 培训内容：按照国家颁发的《住院医师规范化培训内容与标准（2022 年版)》，规培结业考核大纲要求的 24 项基本技能必须培训，常用的临床专科技能亦需培训。各轮转科室按照外科学系《专业基地/轮转科室技能培训任务安排表》所分配的项目组织培训。

5. 培训地点：根据培训项目要求，可在病房、手术室、临床技能中心进行，由各轮转科室自行确定。

6. 要求：

1）专培学员的技能培训不能与住院医师或其他培训学员混同，必须选择具有专科特点的技能进行培训。

2）技能培训计划应在科室信息栏公布，便于教师和学员了解培训时间和内容。

3）技能培训前，教师应认真备课；专职教学岗教师、教学助理应提前通知培训教师和学员，安排好场地，协助培训教师做好准备工作。

4）培训时填写《外科学系规培教学活动记录表》，参加者签到，现场拍照。

八、出科考核

1．时间：每个轮转结束前一周内进行。

2．参加人：本轮转培训即将完成的全部培训学员。

3．主持人：轮转科室教学主任，专职教学岗教师、教学助理协助。

4．考核内容和考核组织。

1）理论考试：命题范围为本次轮转所涉及的相关知识，要求选择题 60％、问答题 25％、病案讨论题 15％，以 100％记分，命题时完成评分参考答卷。为了避免试题雷同，每个科室需至少准备 3 套以上的出科考核试题。

2）技能考核：由 3 名副高以上职称并具有有效的规培师资培训合格证书的师资组成考核小组进行考核，考核内容为本次轮转中技能培训的项目。

5．要求：

1）科室应逐步建立试题库，考试时从题库中抽题组成试卷。

2）专培学员的出科考核不能与住院医师或其他培训学员混同，必须按要求单独组织。

3）专职教学岗教师应提前通知相关教师和学员出科考核时

间、地点，做好考核的准备工作并组织实施。考核后组织阅卷、评分和考核记录的收集整理。

4）出科考核时需填写《外科学系规培教学活动记录表》，参加者签到，现场拍照。

5）出科考核的成绩不公开公布。

6）对每次考试的试卷，要有试卷分析，了解学员医学知识的掌握情况。

7）为了提高规培学员结业理论考试的通过率，轮转科室每个轮转中至少组织2次规培结业理论考试的模拟练习。

九、轮转记录填写及审核

1. 时间：每个轮转结束前一周至出科后一周内进行。

2. 执行人：培训学员、带教老师、专职教学岗教师、轮转科室教学主任。

3. 填写、审核内容：启德规培管理系统。

4. 要求：

1）培训学员按要求填写或录入本次轮转期间管理的病种类型和数量，完成的手术和技能操作的名称和数量；填写或录入的内容必须与HIS病人的资料一致，严禁弄虚作假！

2）学员的自我总结栏必须填写内容，不能留空。

3）带教老师检查学员轮转记录填写的内容是否真实、正确，如有不实，及时纠正，并对其真实性全权负责。

带教老师确认学员轮转记录填写无误后，填写教师评语并签字，其中教师评语栏必须填写内容，不能留空。

4）专职教学岗教师或教学助理收集所有出科学员的轮转记录，填写出科考核成绩，然后交教学主任审核签字，其中科室评语栏必须填写内容，不能留空。

5）在学员出科一周内，专职教学岗教师将经科室审核签字的出科学员的培训记录，提交外科学系核查。

四川大学华西医院规范化培训教学活动规范

住院医师/专科医师规范化培训指南包括入专业基地教育指南、入轮转科室教育指南、教学查房指南、病案讨论指南、临床小讲课指南及培训技能指南。根据国家、省、医院制定的相关培训规章制度，对标中国医师协会制定的《住院医师规范化培训教学活动指南（2021年版）》，以培养住院医师核心胜任力为导向，结合2020年国家住培基地现场评估及院内自查发现的各轮转科室在培训过程管理中的问题，特制定本规范以加强对培训过程的精细化、标准化管理。

一、入专业基地教育

入专业基地教育是由各专业基地组织并实施，以培训目标、基地管理要求和培训内容为主要的培训内容，也是集中体现华西传承、人文关怀、团队合作、师德风范、言传身教的教学活动。入专业基地教育是基地的教学活动之一，应在住院医师进入专业基地前进行。

1. 目的：

1) 帮助住院医师入培后了解外科各专业基地的总体情况，明确本科室的培训目标，尽快熟悉规培和科室环境。

2）熟悉培训过程中的各个环节，以获得良好的培训效果。

2. 形式：以讲座为主，根据内容不同，采用讲座、视频、参观、基本技能培训等形式，集中或分小组进行；根据教学环境不同，可采取现场教学、线上教学或线上线下结合等教学形式。

3. 内容：根据培训目标的要求，入外科专业基地教育的内容应与入院教育上下衔接，同时考虑到各科室专业基地的实际情况及住院医师的不同背景，既有共性，也有特色，设计如下培训内容：

1）学科历史和发展情况、专业基地情况和架构。

2）本专业基地的医疗工作等相关规章制度及流程。

3）培训目标、培训内容和轮转计划。

4）轮转期间所需掌握的临床基本知识和技能操作。

5）参加临床实践和教学活动、评价考核和管理的要求。

6）思政教育、医患沟通及医学人文素养。

4. 组织安排：由专业基地主任作为负责人，由教学主任指导组织，教学小组及教学秘书等配合实施。应重点注意以下环节：制订课程计划、遴选任课老师、实施细则、住院医师管理、教学质量管理等。在住院医师入培后第一周内进行，时长根据实际情况安排。

5. 准备工作：

1）主任的准备：负责指导组织构架、思政建设，协调各方教学资源，设计及审定培训方案，督查培训质量。

2）教学主任的准备：组织本专业基地的教学小组，制订入专业基地教育计划和内容安排，指导培训内容和把控培训质量。

3）教学秘书的准备：协助教学主任完善上述工作，准备必要用品，做好考勤与教学档案管理。

4）任课老师的准备：提前准备内容、课件，根据要求，向教学秘书提供需要提前准备的教具等设备清单。

5）住院医师的准备：提前了解专业基地的轮转要求及培训细则。

6. 实施：

1）实施要求：专业基地教学主任应作为主讲人参与并监督入专业基地教育的实施，教学小组及教学秘书注意及时与任课老师和住院医师沟通协调，确保按计划按要求完成入专业基地教育。

2）评价及反馈：培训基地住培职能管理部门应对入专业基地教育的组织形式、培训安排、培训内容、培训效果进行评估，根据结果，反馈给任课老师。

7. 注意事项：

1）专业基地教学小组应在专业基地主任和教学主任的带领下，明确入专业基地教育的目的、内容和要求，同时应与专业基地内各轮转科室教学负责人协同合作，制定整体化培训方案。

2）针对各个环节，及时收集各方专家、住院医师的评价反馈，进行持续改进。

二、入科教育

入科教育是由轮转科室按照培训标准和计划，在入专业基地教育的基础上，进一步组织新入科住院医师参加的专科岗前培训，是集中体现华西传承、人文关怀、团队合作、师德风范、言传身教的教学活动。

1. 目的。

1）帮助住院医师了解科室情况和环境，熟悉工作流程，尽快融入规培。

2）指导住院医师了解该科室常见病、危急症的规范诊疗和处理。

3）明确住院医师在该科室的培训目标、内容和考核要求。

4）结合轮转科室工作特点，加强住院医师人文素养、职业道德和人际沟通能力培养，将思政教育结合到临床中。

2. 形式：培训形式可多样化，以讲座为主，实践环节为辅。根据教学环境不同，可采取现场教学、线上教学或线上线下结合等形式。

3. 内容：根据各轮转科室培训大纲要求，主要包括以下内容。

1）科室情况：简单介绍科室，包括科室建设、人员构成、业务范围、亚专业发展等，介绍科室教学管理人员、师资、医疗组等。

2）工作要求：在培训大纲的基础上，介绍轮转科室规章制度，包括考勤制度、请假制度，以及临床工作流程，如交接班、值班、门急诊、收治病人、医嘱和 HIS 书写规范，特别是轮转科室常见病诊疗规范、科室常见危急症和急重症的危机处理流程。

3）培养计划：介绍培训目标、培训内容与培训任务（包括大纲要求的病种学习、病历书写、基本技能操作、手术操作，以及参加门急诊工作和教学活动要求等）。

4）教学活动和技能操作：根据培训内容和要求，介绍教学活动计划和所分配的技能操作。

5）过程考核：介绍住院医师在科室轮转期间的日常考核和出科考核的内容和安排。明确出科前住院医师须完成的培训任务，如不合格，如何补出科考核的相关事宜。

4. 组织安排：入科教育由轮转科室组织实施，科室教学负责人主讲，科室教学团队参与，教学岗教师或者教学秘书落实具体安排。入科教育在住院医师入科后第一周内进行。

5. 准备工作：科室教学负责人指导教学团队，制定入科教育方案，了解培训人员的基本情况（包括人数、分布的专业、年级），安排人员落实相关工作。

6. 实施：轮转科室教学负责人参与并监督入科教育的实施，教学秘书/教学岗教师和住院医师沟通协调，确保按计划按要求完成入科教育。

7. 注意事项。

1）专业基地指导参与入科教育的监督与管理。

2）入科教育要及时，并需结合思政教育。

三、临床小讲课

临床小讲课是指导医师围绕住院医师/专科医师在临床实践中遇到的问题，以临床知识、循证依据和实践经验为内容，通过讲授和互动的方式进行的集中学习，旨在培养和提升住院医师/专科医师的临床思维和疾病诊治能力。

1. 目的。

1）根据培训细则，聚焦临床实际问题，以疾病相关的临床知识为切入点，结合实践经验，传授实用的临床理论知识。

2）提高住院医师的临床思维、技能和实践能力。

3）在系统的理论课程基础上，拓展临床医学专业人员的视野。

2. 形式。

临床小讲课应在专业基地和轮转科室的统筹安排下，经过科学的教学设计，并由指导医师带领实施。授课过程中，指导医师可采用多种方式进行互动式教学，如讲授法、演示法、翻转课堂和案例法等。鼓励住院医师积极参与，并引导他们将理论知识应用于临床实践。

3. 组织安排。

临床小讲课的组织安排包括以下主要内容：课程管理（包括各级组织对临床小讲课的管理职责、课程的频次和周期，每周一次）；指导医师要求（担任小讲课的教师必须具备有效的规培师资培训合格证书，其中副高以上职称的教师需占40%以上）；住院医师要求。

4. 准备。

1）培训准备

（1）需求分析：在针对住院医师在临床实践中存在问题的培训计划中，专业基地或轮转科室应进行培训需求分析。在制订临床小讲课计划之前，结合《住院医师规范化培训内容与标准》中相关专业细则的要求，明确本阶段临床小讲课培训希望解决的临床或相关问题以及预期达到的学习目标。每年至少应进行一次临床小讲课培训需求分析。

（2）培训安排：专业基地或轮转科室确定临床小讲课课程安排后，应提前告知指导医师上课时间、地点及内容，建议组织指导医师进行备课。专业基地或轮转科室每周应至少开展一次临床小讲课。

地点及设备准备：指导医师或教辅人员应提前确认授课教室、多媒体、音响等硬件设备处于正常使用状态。

2）内容准备。

（1）教学目标：每次临床小讲课的教学目标应明确、具体且可衡量。

（2）培训层次：根据培训需求分析和受众特点，临床小讲课指导医师应考虑到住院医师专业基地来源和年级分布，合理安排授课内容的广度与深度。

（3）教学内容：临床小讲课的内容包括临床专业知识、临床思维方法、最新前沿进展等专业内容。

（4）教学方法：按照培训目标，学习活动可分为知识、技能和态度三个方面。临床小讲课指导医师应根据本次教学目标，积极采用多样化的教学方法，充分调动住院医师参与性，确保学习效果。

（5）教学要求：临床小讲课一般持续 30 分钟，最好在工作日的固定时间进行，并围绕 1～3 个知识点展开培训。重点突出，注重知识点之间的内在联系，主要关注住院医师培训中出现的实际问题。选择小讲课题目时需从学员的角度考虑，应选取符合培训大纲要求且学员在轮转过程中可应用的题目，尽量避免题目涉及范围过广或难度过深，确保学员能够有真正的收获。同时，小讲课内容需与本科生教学区分开来。为了满足上述要求，小讲课题目应经过科室规培教学管理小组讨论后确定。

（6）课件资料：PPT 课件是临床小讲课中最常见的教学工具。此外，指导医师还可以使用其他教学工具，如视频、实物演示和白/黑板来丰富授课形式。为了方便住院医师的学习和课后练习，指导医师还应准备拓展阅读材料（如文献资料等），供住院医师进一步学习。

5．实施。

1）课程管理：根据计划安排，组织住院医师按时参加临床小讲课；专业基地或轮转科室应指派专人负责课前签到，保障出勤率。

2）授课过程。

（1）开场：临床小讲课指导医师在开场环节，可运用案例、问题、故事、图片、视频、游戏等快速吸引住院医师注意力，调动住院医师学习兴趣，自然导入授课主题。

（2）说明教学目标：指导医师应简明扼要地说明本次临床小讲课学习目标，以及住院医师的预期收获。

（3）展开课程内容：授课过程中，指导医师应营造支持性的学习环境，提高住院医师学习积极性。

①临床小讲课是对理论知识的扩充和拓展，指导医师在授课过程中应关注住院医师的现场反应，以满足大多数住院医师的需求。

②重点解答住院医师在临床实践中遇到的新问题。授课过程中，指导医师应重视理论与实践的结合，通过分析临床病例或问题，帮助住院医师掌握相关知识。

③指导医师应重视激发住院医师的主动性，以提问、竞答、练习、游戏等方式鼓励他们参与教学过程。应引导住院医师主动归纳总结，以便掌握要点。

④指导医师应关注每位参与临床小讲课的住院医师，鼓励他们参与讨论或回答问题，并积极回应。

⑤指导医师可以通过分析案例或解答试题等方式，判断住院医师对所学知识的掌握程度或应用能力，并及时纠正错误。

⑥回顾与总结：指导医师可在临床小讲课结束前进行总结，帮助住院医师回顾学习内容，并确认完成学习目标。总结活动应鼓励住院医师参与，主动回答或写出学习要点。总结方式包括绘制思维导图、提问、完成指定任务等。课程结束前还可根据需要布置课后任务或发放课后学习材料。

（4）效果评价与改进：

①效果评价：一个周期的临床小讲课结束后，专业基地或轮转科室应通过问卷、测试、完成任务等方式总结临床小讲课培训效果，分析存在的不足，并向专业基地负责人、教学主任或科室主任报告。

②评价内容：临床小讲课质量评价内容可包括但不限于以下内容。

A. 住院医师对指导医师态度、职业素养、医学人文与思政价值观导向、专业内容安排、教学方法等方面进行满意度评价。

B. 住院医师完成学习后笔试、口试、演练等专项考核结果。

3）授课记录留档：住院医师临床小讲课相关过程资料，如需求调查记录、课程表、签到表、课件、课后效果评价记录等，科室和专业基地应及时留档。

6. 注意要点。

1）小讲课宜由轮转科室组织，也可按轮转学科跨科室组织。

2）小讲课可针对不同培训层级的学员组织；专培学员的小讲课不能与住院医师或其他培训学员混同，必须单独组织。

3）小讲课计划应在科室信息栏公布，便于教师和学员了解讲课内容和时间。

4）小讲课前，指导医师应认真备课，书写讲课教案，准备讲课 PPT。

5）专职教学岗教师或教学助理应提前通知指导医师和学员，安排好场地和讲课设备，协助指导医师做好准备工作。

6）小讲课结束时，需针对讲授内容组织提问或测验。

7）小讲课时填写《外科学系规培教学活动记录表》，参加者签到，现场拍照并存档。

四、教学查房

教学查房是由指导医师组织，围绕真实病人的临床诊疗，以培养住院医师临床诊治、临床思维、职业素养等胜任力为目标的综合性实践教学活动，也是集中体现华西传承、师德风范、言传身教的教学活动。

1. 目的。

通过教学互动，对病人的临床诊治过程进行剖析、学习和讨论，贯彻"以病人为中心"的医疗服务理念，培养住院医师的核心胜任力。培养目标包括：

1）床旁问诊查体技能，医患沟通技巧；

2）明确临床诊断思路，抉择治疗方案；

3）总结临床疾病特征和诊疗原则；

4）提出拓展问题；

5）医德医风和思政教育。

2. 形式。

教学查房是以真实病人临床诊疗过程为教学内容，有明确教学目的，指导医师、住院医师、病人三方共同参与教学互动，以住院医师先展示、指导医师启发与指导、全程探讨并学习的形式进行。

3. 组织安排。

教学查房应由各轮转科室安排，并对指导医师进行教学查房的集体备课和培训，最终由专职教学岗协调和组织、指导医师实施。从以下主要环节做好组织安排：按照培训细则要求，明确本专业各病种学习的要求；制订教学查房计划并提前通知；确定参与人员、频次及时间安排（至少每两周一次）；外科管理小组组织各科室专家开展对教学查房的评价与督导管理。

4. 准备工作。

1）病例选择。

（1）应选择本专业培训细则要求掌握的常见病、多发病，也可选择有教学价值的少见病或罕见病，但原则上应选择诊断已明确的病例。尽量选择治疗过程资料齐全的病例或即将进行治疗并可进行持续化教学（治疗过程直播或可提供现场观摩）的病例，以利于学员全程学习。

（2）所选择的病例应由参加查房的住院医师主管。

（3）所选择的病例应病史清晰、病情典型、体征明显、辅助检查资料完整，在诊断、鉴别诊断和诊治过程存在需要分析与思考的环节。

（4）所选择的病人病情相对稳定，易于配合。

（5）应提前与病人做好沟通并取得知情同意。

2）指导医师的准备。

（1）确定教学查房病例后，亲自查看病人，仔细查阅病历，掌握全部临床信息，并与病历内容进行比对，发现文书记录存在的问题，并可对发现的问题进行记录，应用为教学查房过程中的素材。

（2）结合教学大纲或执业医师考试大纲，围绕病人目前存在的临床问题，确定本次教学查房具体的教学目标、需要住院医师拓展的知识点，以及教学过程中的重点和难点。

（3）根据本次教学查房的教学目标，设计讨论的重点问题，并准备相关的临床和教学资料，包括参考文献、研究数据或循证指南等。

（4）在教学查房前应与主管住院医师进行充分的交流，包括病例资料的准备、准备讨论的主要问题、其他住院医师的分工、教学查房的整体安排等。

（5）根据教学设计制作课件，配合教学讨论，呈现临床资料和教学信息，如病例总结、辅助检查信息、思维导图、影像图片、知识精要、图片表格、英语词汇、参考资料、自学问题等，但幻灯片数量不宜太多。

（6）建议撰写教学查房教案，梳理思路，内容包括教学对象、教学目标、病例总结、查房流程、教学要求、每一教学查房环节的时间安排、主要讨论问题、教学重点和难点、自学问题、参考文献等内容。

3）科室专职教学岗的准备。

（1）专职教学岗负责提前安排教学查房的日程、提前通知指导医师、住院医师等，并进行张贴通知，提醒参加教学查房的学员进行相关知识准备。

（2）负责进行教学查房教案的格式统一、文书记录、相关准备过程的梳理，并进行保存。

（3）进行教学查房过程的记录、问题反馈、总结及存档。

4）住院医师的准备。

（1）主管住院医师负责准备完整翔实的病历资料，包括病史、体格检查、辅助检查、入院后的病情变化、诊疗过程或下一步诊疗计划、预后评估等。参与教学查房的其他住院医师亦应了解相应情况。

（2）主管住院医师应对教学查房病例进行认真分析，总结病例特点、提出初步诊断、鉴别诊断、下一步检查方案及其依据、处理原则和治疗计划。中间可穿插提问、引导其他住院医师，促进互动。

（3）了解病人入院后至实施本次教学查房前的病情变化，可提前准备好教学查房过程中需要讨论的问题，进行文献检索和阅读，并思考初步解决方案。

（4）主管住院医师可以在教学查房完成后，仍然跟进该病例的诊疗情况，可以在下次教学查房前，或者通过其他形式，向其他参与了的住院医师进行反馈。

5）其他准备。

（1）保持病房内一定的私密性，避免无关人员在场。

（2）专职教学岗及住院医师应提前准备相应的教学设备，如PPT与影像资料播放设备、白板、必要的教具和模型等。建议在示教室内接入电子病历等信息系统，以便实时查阅临床资料。

（3）部分专科需要特殊的检查设施，也可请病人在特定检查室完成病史采集或体格检查过程。

（4）准备好医用推车，车上应备有消毒液、消毒物品、手套、压舌板、手电筒、血压计、听诊器、叩诊锤、皮尺、医疗废物盘等。

5. 实施。

1）教学查房实施的总体介绍。

教学查房实施过程分为三个阶段，分别在"示教室－床旁－示教室"完成，即"教学查房三部曲"，原则上时间控制在60－90分钟。必要时可增加回访追踪阶段。

（1）查房准备阶段（示教室）：5－10分钟。

（2）临床信息采集阶段（床旁）：15－20分钟，主要包括病情信息收集、体格检查指导与医患交流。

（3）病例讨论阶段（示教室）：40－60分钟，主要包括病例讨论与教学总结。

（4）回访追踪阶段：教学查房后，可建立线上讨论群，由主管住院医师负责收集后续的诊疗执行情况、预后情况，在线交流与汇报，使其他住院医师了解诊疗全过程。

2）教学查房实施过程。

（1）查房准备阶段（示教室）。

①教学查房参与成员相互介绍。

②主管住院医师介绍教学查房病人的基本信息，指导医师介绍教学目标并进行病人基本资料的补充。

③宣布本次教学查房过程中的注意事项：

A. 整个教学查房的流程与大致时间分配。

B. 查房中住院医师角色分配。

C. 参与病例讨论的发言规则（也可在讨论环节前宣布）。

D. 查房中关注院感防护要求、进出病房与站位要求，医患沟通、人文关怀与隐私保护等。

（2）临床信息采集阶段（床旁）。

①查房床旁站位：站位要服从环境条件、病床设置、病人情况的实际状态，注意保护病人隐私。

②主管住院医师脱稿汇报病史：汇报一般建议控制在 5－6 分钟以内。特殊情况下可在示教室完成。

③病史信息核实与补充：指导医师在听取住院医师汇报同时，应关注信息的遗漏、错误或矛盾的内容。然后通过补充问诊的方式与病人核实，纠正这些信息，并示范问诊技巧，尤其是关键的阳性症状以及体现疾病进展的病史，也为后续病例讨论做好信息准确性的铺垫。

注意事项：此环节指导医师需要示范问诊技巧，也可先让其他住院医师询问，指导医师再作补充。为了提高效率，病历审阅应在教学查房实施前完成，床旁查房时通过病史核实，有目的地向住院医师示范，起到教学效果。

④体格检查实施与示范：目标是考察住院医师通过体格检查针对性地发现阳性体征和有意义的阴性体征的技巧与思路。主管

住院医师和指导医师体格检查时一般应在病人的右侧进行。指导医师和其他住院医师应仔细观察体格检查过程，发现有无步骤遗漏或手法错误等。体格检查完成后，实施操作的住院医师汇报体格检查发现。随后，指导医师可引导其他住院医师进行补充，也可亲自示范有遗漏或手法错误的体格检查环节，并强调住院医师仔细观察。

注意事项：体格检查过程中指导医师要随时观察病人的感受和隐私保护。如病人感到不适，指导医师可以随时终止操作，但不宜在床旁直接指出住院医师的操作错误，建议在示教室里进行反馈或探讨。有些操作步骤的解释尽量不在床旁长时间讨论，避免给病人及家属带来不适。

⑤床旁查房的收尾：指导医师应对病史汇报与体格检查环节进行扼要的总结，并鼓励病人及家属主动参与补充，在此过程示范医患沟通、人文关怀、健康宣教及"以病人为中心"的决策技巧。

（3）病例讨论阶段（示教室）。

①对床旁查房过程总结：指导医师对于病史汇报、问诊与查体过程进行点评与反馈。同时，指出病历文书与查房收集信息之间的矛盾或遗漏之处，提出对病历文书内容的改进建议，强调提升病历内涵的书写方法等（参考住院病历书写指导教学指南）。

②安排主管住院医师对病例特点进行归纳与总结，引导其他住院医师进行总结。

③讨论并提出诊断假设与辅助检查思路，引导其他住院医师进行总结。

④分析与解读辅助检查结果并确立诊断，引导其他住院医师

进行总结。

⑤讨论并制订具体的诊疗方案，引导其他住院医师进行总结。

注意事项：指导医师需要引导住院医师应用循证医学观点、"以病人为中心"的理念，学习如何权衡利弊做出决策。

⑥对教学查房整个过程进行总结，提出课后学习问题并提供学习参考资料。

⑦教学查房讨论中的注意事项：

A. 整个讨论过程中，应鼓励所有住院医师充分发表观点、相互提问与补充，促进达成共识。

B. 要注意调动住院医师积极参与讨论，同时也要适时引导讨论回归主题，完成对预先设定教学目标的学习。

C. 利用好幻灯片，主要起到信息提示作用，也可与板书结合，引导病例讨论，但切忌简单做成小讲课课件的知识呈现形式。

D. 注意融入课程思政内容。

E. 合理对住院医师开展分层教学，一般可让低年资住院医师负责临床信息采集、归纳总结、提出初步鉴别诊断分析，中高年资住院医师负责补充诊断分析、提出具体治疗计划等。

五、技能培训

规范化技能培训是以培养住院医师独立的临床操作能力为目的的教学活动，涵盖了临床常见技能和执业医师考试技能操作内容。

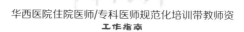
1. 目的。

1）提升住院医师临床操作能力和决策能力。

2）巩固住院医师临床操作技能相关知识。

3）培养住院医师的医学人文素养和职业精神。

2. 形式。

培训采用以示教模式和指导模式为主，协助模式为辅的教学模式。示教模式是由指导医师进行操作的示范、讲解及互动，提高住院医师对于该项操作的认知。指导模式是以住院医师为主进行操作，指导医师在旁指导并配合操作，确保操作质量。住院医师在独立完成临床操作的过程中若有不足之处，指导医师合理应用示范、纠错等方法，对住院医师的不足之处予以反馈。

3. 组织安排。

由外科专业基地和轮转科室共同制订教学计划，内容为临床常见技能操作和执业医师考试技能操作项目，由外科专业基地协调各轮转科室培训不同的操作内容，以覆盖所有执业医师考试技能操作项目；落实教学具体安排、考勤和评价反馈，开展教学质量控制。

4. 教学过程。

1）指导医师需能胜任培训内容，并融入医学人文素养和职业精神培养的内容。

2）指导医师准备充分。

（1）指导医师应重视临床操作技能的培训。

（2）指导医师应明确教学目标、要求、重点和难点，能够针对住院医师表现出来的问题进行合适的教学。

3）参与的住院医师准备充分。

（1）应充分了解选定项目中操作的具体流程等，认真分析该操作的适应证、禁忌证。

（2）应根据操作情况，发现操作中的难点、可能的突发情况及解决方案。

4）教学准备工作得当：教具、教室等，需要时提前预约技能中心。

5）操作结束后及时反馈与总结：指导医师根据教学过程，总结知识点、操作要点及思路，针对操作中的问题进行讨论，体现教学效果，对住院医师进行充分评价和针对性反馈。

5．注意事项。

1）应重点在技能操作关键点展开讨论，注意把控教学的重点和难点。

2）指导医师除了关注住院医师实践操作能力的培养，也需要注意医学人文素养和职业精神方面的优点和不足。

3）合理运用启发式教学模式，培养思辨能力，引导和鼓励住院医师提出问题，表达自己的观点，多思多问。

4）督查教学质量。

六、教学病案讨论

教学病案讨论是以临床工作遇到的真实病例为主要教学素材，病例应以专业中的常见病、多发病为主，尽量避免过于复杂的案例。以住院医师为教学主体，指导医师通过采用案例教学法（Case－based learning，CBL）等多种方式进行临床教学活动。

1. 目的。

指导医师在教学过程中引导住院医师综合分析已知信息及归纳总结，并注重对疾病发生、发展过程的整体认知和进行临床推理决策，旨在培养住院医师发散性、批判性、逻辑性临床思维等相关能力，从而对特定疾病的认识逐步深化，在此过程中提升住院医师发现、分析和解决问题的综合临床实践能力。

2. 组织安排。

至少每两周举行一次，时长45－60分钟。病例应由各专业基地或轮转科室安排，经基地或科室规培教学管理小组全体讨论后确定，包括教学计划和教案的制定、教学活动及形式的组织确定等。基地或轮转科室应组织指导医师进行集体备课，将教学实施程序进行同质化管理并接受上级管理部门的定期有效督导评估。

3. 准备。

1）教学病例选择。

（1）教学病例的选择要从培训学员的角度考虑，讨论案例内容必须与学员的实际临床能力相适应，应选择培训大纲要求的、有学习价值的、学员能够理解并可能获益的病例，应以本专业培训要求掌握或熟悉的常见病、多发病为主，除此之外，可适当选择有价值的少见病、罕见病例。

（2）所选病例应病史清晰、体征明确、辅助检查完整、诊治过程规范。特别注意最好在病因、发病机制、临床表现、病理生理、诊断及鉴别诊断等方面存在需要讨论和进一步分析的问题。尽量避免过于复杂或诊断不明确的病例。

（3）教学病例选择可从基地或科室的教学病案讨论库中

筛选。

2）讨论资料准备：应在每次讨论之前数日提前发放病例讨论资料，并在资料中明确告知讨论的中心临床问题，可以要求住院医师在讨论开始前自行查阅相关资料。讨论资料一般以病例摘要或梗概等形式呈现，病例应当包含阳性和具有鉴别意义的重要阴性症状、体征，以及重要辅助检查结果，但若涉及病理检查，其诊断结果一般不列出，除非涉及需要病理结果进行分型与制订诊疗计划等情况，在此建议讨论资料可以一次性发放，亦可根据教学目标及教学进展，在教学实施过程中根据具体情况分步呈现。

3）指导医师的准备。

（1）负责选择合适的病种和经典教学病例。

（2）明确教学目标，最好以开放式提问的形式呈现教学目标。每次讨论目标需要明确，一般目标不超过 5 个，以 2—3 个目标多见。教学目标应明确且具体，不宜设置过多过广。

（3）根据教学目标对需要讨论的病例资料进行梳理，并要按照统一格式制成教学经典病案，纳入病案讨论库，按照资料管理常规收纳。且应当在课程开始前仔细研究，确定讨论资料在教学过程中的发放程度与顺序。

（4）查阅相关文献，准备资料对拟讲解的疑难问题进行拓展教学，必要时可加入该问题的相关新进展。

（5）注意避免把讨论变成讲课，鼓励师生多互动，采用思维导图，白板教学等方式进行，可以预先选择部分学员承担病例相关准备工作，如汇报病史、解读辅助检查等，在教学过程中应着重关注住院医师思维互动和诊疗决策部分。

4）住院医师的准备。

（1）认真阅读提前发放的讨论资料。

（2）根据讨论资料与发布的讨论中心问题，查阅相关的文献及资料，做好针对讨论问题进行讨论发言的准备。

（3）按照指导医师的工作安排，承担教学过程中力所能及的指定任务，担任好教学角色。

4. 实施。

1）开场介绍。

（1）参加教学的指导医师和住院医师进行自我介绍。

（2）给出教学目标，并预先了解住院医师课前准备情况。

（3）了解住院医师是否有需要指导医师进行解答或需要讨论的其他问题，指导医师应思考住院医师提出的问题是否与自己设计的问题相吻合，是否需要再次调整讨论的中心问题等。

2）病历摘要汇报：由住院医师完成。

3）归纳病例特点及讨论：先指定一位住院医师进行归纳总结，并开展学员之间互相指正补充等互动，避免汇报病史形式化，注意条理，引导学员根据现有资料提出诊断及鉴别诊断等，可对相关信息分步递呈，围绕预定讨论中心临床问题进行讨论。鼓励开展多学科 MDT 交流讨论，特别是与基础或其他相关专业开展讨论，提升学员对问题的全面完整认知水平。鼓励结合病人情况，培养医患共同决策的工作模式。再请其他住院医师进行指正与补充。

4）总结。

（1）指导医师对讨论病案进行总结，包括主要的内涵和过程，建议呼应教学目标（如诊断、鉴别诊断、治疗、下一步措施等实际临床中会遇到的诊治环节）。

（2）指导医师应及时评价住院医师是否达到了预期的教学目标，是否掌握或者理解了本次讨论的相关内容。

（3）指导医师应具体分人点评每位参与住院医师的参与度，可以以点评个人和（或）团队的方式进行。

（4）指导医师应尽量引导住院医师在课后进一步查阅书刊、文献、参考资料等，旨在进一步深化和巩固学习内容，必要时布置相关的课后任务并进行多种方式的考核。

（5）讨论过程中，可融入思政教育、学科新发展等内容，也可融入专业英语词汇的教授。

5. 教学评估和课后作业布置。

1）可选择不同层面（上级、同行、住院医师）进行分层评估，以促进整个教学过程不断优化和改进。

2）布置课后作业：围绕课程中未充分展开的讨论问题或住院医师在学习过程中暴露出的知识薄弱点进行，建议开展开放式提问，可以安排在课后，但指导医师需及时进行督导及反馈，进一步解答学员可能存在的问题。

四川大学华西医院外科类规范化培训带教师资管理办法

带教师资是住院医师规范化培训的基本条件。为了加强住院医师/专科医师规范化培训的师资管理，建设一支综合素质高、专业能力强的师资队伍，保证住院医师/专科医师规范化培训质量，依据国家有关文件规定及《四川省住院医师规范化培训管理办法》，制定本办法。

一、师资基本条件

1. 医学本科及以上学历，主治医师及以上专业技术职务，从事外科专业工作5年以上；主治医师职务者需任职3年以上。

2. 政治立场坚定，具有高尚的医德医风、较强的工作责任心及关心下级医师成长成才的责任心，热心于临床教学工作。

3. 具有丰富的临床经验，掌握牢固的临床专业理论和操作技能。

二、师资培训

1. 医院负责组织、不定期开展院级带教师资培训，根据

《四川省住院医师/专科医师师资培训大纲》制定培训内容，包括教学能力、管理能力等。

培训方式包括集中理论学习和分散自学实践两个部分，培训以岗位胜任力为导向。

2. 完成院级师资培训，考核合格即可获得师资培训合格证书，有效期3年。

3. 医院毕业后培训部根据当年国家及四川省有关部门、医院的安排，负责选送师资参加国家级、省级的师资培训。

三、师资遴选与聘任

（一）遴选条件

1. 具备前述师资基本条件。

2. 参加过院级或院级以上带教师资培训、取得师资培训合格证书，并且合格证书在有效期内。

3. 担任过住院医师规范化培训考核的考官，或科室教学助理，或专职教学岗位。

（二）遴选流程

本人自愿报名，科室根据遴选条件择优遴选，外科学系汇总审核通过后上报至医院毕业后培训部审批。

（三）聘任

毕业后培训部审批通过的师资，由医院发文聘任，聘期3

年。获得医院聘任的师资方可作为带教师资持证带教。

3 年内如遇师资培训合格证书过期，应再次参加师资培训以保持合格证书有效。如不参加再培训，则聘期自动终止。

四、师资职责

1. 应熟知相应专业住院医师/专科医师规范化培训标准、培训流程和管理规定，并严格遵守；严格按照相关要求开展培训、考核及管理工作，不得随意更改培训计划、培训流程和培训内容。

2. 要率先垂范，努力提高自身的医学人文精神，不断加强自身学习，不断提高带教能力和管理水平。积极参加各级各类师资培训并保持师资培训合格证书处于有效期内。

3. 密切关注培训对象的思想、学习、工作和生活，注重培养培训对象的责任意识、质量意识和服务意识，给予人文指导。

4. 指导培训对象严格遵守各项医疗管理制度，督促参加各项医疗教学活动、疑难病例讨论、死亡讨论等学术活动。

5. 负责指导住院医师/专科医师的日常工作，及时检查培训对象的医疗文件书写情况、指导临床操作、定期审核培训对象的培训记录。

6. 承担上级分配的有关住院医师/专科医师规范化培训的指令性工作任务。

五、师资评价与考核

1. 评价内容：思想品德、专业知识、带教能力、带教态度、培训工作量、培训效果。

2. 评价维度：科室评价、培训对象评价。

3. 评价方法：科室建立带教师资档案，记录师资的日常工作情况，记录内容可参照《临床科室规培带教师资评价表》（简称表1）。

1）科室评价：每半年一次，师资所在科室填写表1进行评分，评价结果经科室教学管理小组确认后存档。

2）培训对象评价：每轮转一次，由每名培训对象在轮转结束后一周内填写医院毕业后培训部网站上的《住院医师临床轮转科室及带教师资评价表》（简称表2）进行评分，评价结果经外科学系收集后转科室存档。

4. 师资考核：每年一次。

年度考核时，科室根据全年每位师资表1、表2的评价结果汇总，填写《规培带教师资年度考核表》（简称表3）进行评分考核。

考核结果判定标准：优秀，≥85；良好，75－84；合格，60－74；不合格，≤59。

科室每位带教师资年度考核结果，由科室汇总，填写《规培带教老师年度考核结果汇总表》（简称表4），教学主任确认签字后报外科学系。

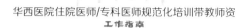

六、师资激励

1. 激励目的：调动师资积极性、主动性、创造性；警示落后，淘汰不适合、不胜任的师资。

2. 激励方式：物资激励、精神奖励、职业发展三个方面。

1）带教费：医院发放总额，科室可根据培训人数、津贴额度、师资评价结果进行二次分配，每半年核算发放一次。

2）奖励性绩效：国家在规培基地评估中要求，培训管理和带教活动占个人绩效考核应≥8％，建议科室进行个人绩效考核时，将此标准纳入考核指标。

3）优秀带教老师评选：年度考核优秀的师资，外科学系可推荐参加医院年度"住院医师规范化培训优秀带教老师"评选、表彰。

4）职称晋升：按照学校、医院在职称晋升文件中对教学工作的要求，带教老师在任职期间的师资考核情况，将纳入外科学系职称评审体系中重要的考量指标。

七、师资警示、退出

1. 师资警示。

出现以下情况由科室主任/教学主任或外科学系住院医师规培管理小组进行约谈，限期半年整改。

整改期间减少分配带教人数，同时科室定期进行督查评估，观察整改效果。

1）师资年度考核不合格的；

2）不履行带教师资职责，对培训对象、学科、医院造成严重不良影响的；

3）在日常工作中教学态度不端正、带教不认真、培训对象普遍评价不好的。

2. 师资退出。

出现以下情况，外科学系将上报医院批准，取消其教学资格，同时上报四川省毕业后医学教育办公室注销其师资资格，3年不得从事住院医师/专科医师规范化培训教学工作，直至重新培训合格获得证书后方可承担教学工作。

1）师资合格证书过期不参加师资再培训的；

2）连续2次约谈，整改仍不合格的；

3）培训工作中出现重大失误，对培训对象、学科或医院造成严重后果的；

4）因工作需要或其他原因不能承担相应工作，自愿申请不担任师资的。

四川大学华西医院外科类本院住院医师培训管理办法

本院住院医师是外科学术梯队的重要组成部分，是学科发展的基础和我们未来事业发展的中坚力量和接班人。

为了进一步加强对本院住院医师的规范化培训，提高他们的专业知识和临床技能水平，帮助他们顺利成长，将来为病人提供更加优质的医疗服务，按照国家卫生计生委关于三级医院评审的有关规定以及四川省卫生计生委对新进三甲医院人员必须进行住院医师规范化培训的要求，根据医院川医人 2012 年 12 号文件《四川大学华西医院住院医师参加规范化培训管理办法（试行）》的精神和 2014 年 12 月 31 日医院人力资源部、毕业后培训部的通知精神，特制定本办法。

一、培训对象

凡与本院人力资源部正式签署聘用合同、在外科各临床科室担任住院医师工作，且未取得《住院医师规范化培训合格证》的所有人员（含博士、博士后、硕士，八年制、五年制毕业生以及调入、引进等）。不包括已完成国家认定的规范化培训并取得合格证书的住院医师。

来院前在外单位已取得主治医师及以上专业技术职务的人员除外。

二、培训年限

按两个阶段培训，采用"3＋2"模式，即第一阶段的 3 年期在外科二级学科培训，合格后进入后 2 年的第二阶段三级学科培训。

第一阶段的培训年限一般为 3 年，根据既往临床培训经历及临床技能考核等综合情况，经外科学系住院医师规范化培训管理小组审定后可适当缩短培训年限。各学历层次培训参考年限如下：

	专业学位	科学学位
博士、博士后	1－3 年	2－3 年
硕士	2－3 年	3 年
八年制	2－3 年 （临床加强型）	3（传统型）
本科	3 年	

第二阶段所有学历层次的培训年限为 2 年或 2＋N 年。

三、培训方案

按中国医师协会《住院医师规范化培训内容与标准（2022

年版）》执行。

四、轮转计划

按照外科二级学科安排进行。具体流程：

1. 住院医师本人须在规定的时间内提交既往学籍管理档案中的临床轮转经历及考核成绩，外科学系审核后根据《住院医师规范化培训内容与标准（2022 年版）》确定培训年限；无法提供或逾期不提供相应资料者，对既往的培训经历不予认可。

2. 按照"填平补齐"的原则，针对每位住院医师过去的临床轮转具体情况制订"个性化"的轮转计划。

3. 制订个人轮转计划的基本要求：

（1）必须轮转外科急诊、麻醉、ICU；

（2）尽可能涵盖外科所有专科；

（3）轮转开始后连续进行，不间断。

五、培训管理

1. 外科学系制订第一阶段培训方案、培训考核并与毕业后培训部、人力资源部共同进行第一阶段培训的日常管理，培训期间住院医师不承担原科室的教学、医疗、科研工作任务。

2. 第二阶段培训由所在三级学科按培养方案实施和考核，外科学系予以协助。

3. 培训期间的绩效酬金根据培训考核情况由人力资源部、运管部审核后直接发放至住院医师个人。

4. 对不参加轮转、不严格执行培训计划，或考核不合格者，将与人力资源部、住院医师培训部会商后做出相应处理，包括批评教育、重补轮转、延长培训时间、终止培训等；轮转科室在考核中弄虚作假者，报医院相关部门追究相应责任。

四川大学华西医院外科类住院医师公共课程学习及考核办法

一、外科学临床和进展课程

课程类别：必修。

学时：76 学时。

授课对象：一年级住院医师。

课程目标：外科学临床和进展课程以外科"三基"知识为主。通过教学，强化外科住院医师应掌握和熟悉的医学基本知识和临床专业技能。教学中，采用以基本技能培训为主的教学方式，充分发挥外科实践性强的主导作用，由病案为切入点，重点突出，调动住院医师的积极性，培养独立思考和理论联系实际的能力，培养自学能力及分析解决问题的能力。提高住院医师临床基本知识、基本技能水平和临床工作能力，提高医疗质量安全，更好为病人服务。

教学方法：讲授。

成绩构成和考核方式：平时成绩（出勤率）20％，抽查、签到，基础理论知识80％，笔试，第二年专业考试。

内容简介：本课程教学内容包括医师临床沟通能力、医学基础知识、普通外科专业知识、骨科专业知识、胸心外科专业知识、神经外科专业知识、烧伤整形外科专业知识、泌尿外科专业知识。

选用教材和参考资料：

《克氏外科学》，北京大学医学出版社，Courtney M. Townsend，Jr.，R. Daniel Beauchamp，B. Mark Evers，等著，彭吉润、王杉主译。

《黄家驷外科学》，人民卫生出版社，吴阶平、裘法祖主编。

《外科学》（上下册），人民卫生出版社，陈孝平主编。

《华西外科临床技能手册》，人民卫生出版社，董强、叶辉主编。

二、外科学临床实践技能课程

课程类别：必修。

学时：56学时。

授课对象：二年级住院医师。

课程目标：外科学临床实践技能课程以推进住院医师临床实践教学、提高住院医师的外科临床实践技能操作水平为目的，根据国家卫计委2022年制定的《住院医师规范化培训内容与标准（2022年版）》，并结合外科各专业长期开展的临床技能项目，培养高素质临床医学专业人才。掌握外科基本技能操作；熟悉普通外科、骨科、胸心外科、神经外科、烧伤整形外科、泌尿外科的专业技能操作；掌握常见临床问题的评估和处理方法。

教学方法：教材与实践相结合，模拟设备技能演示与训练，虚拟设备技能演示与训练。

成绩构成和考核方式：平时成绩（出勤率）20％，抽查、答到，技能操作80％，操作考试。

内容简介：本课程教学内容包括外科基本技能操作，普通外科、骨科、胸心外科、神经外科、烧伤整形外科、泌尿外科的专业技能操作，以及常见临床问题的评估和处理方法。

选用教材和参考资料：

《克氏外科学》，北京大学医学出版社，Courtney M. Townsend，Jr.，R. Daniel Beauchamp，B. Mark Evers，等著，彭吉润、王杉主译。

《黄家驷外科学》，人民卫生出版社，吴阶平、裘法祖主编。

《外科学》（上下册），人民卫生出版社，陈孝平主编。

《华西外科临床技能手册》，人民卫生出版社，董强、叶辉主编。